Klaus-D. Hüllemann

Patientengespräche besser gestalten

Gebrauchsanleitungen für helfende Kommunikation

2013

Umschlaggestaltung: Uwe Göbel
Umschlagfoto: © Gina Sanders – Fotolia.com
Satz: Verlagsservice Hegele, Heiligkreuzsteinach
Printed in the Czech Republic
Druck und Bindung: FINIDR, s. r. o.

Erste Auflage, 2013
ISBN 9783-89670-868-7

Bibliografische Information der Deutschen Nationalbibliothek
Die Deutsche Nationalbibliothek verzeichnet diese Publikation in der Deutschen Nationalbibliografie; detaillierte bibliografische Daten sind im Internet über http://dnb.d-nb.de abrufbar.

Informationen zu unserem gesamten Programm, unseren Autoren und zum Verlag finden Sie unter: www.carl-auer.de.

Wenn Sie Interesse an unseren monatlichen Nachrichten aus der Vangerowstraße haben, können Sie unter http://www.carl-auer.de/newsletter den Newsletter abonnieren.

Carl-Auer Verlag GmbH
Vangerowstraße 14
69115 Heidelberg
Tel. 0 62 21-64 38 0
Fax 0 62 21-64 38 22
info@carl-auer.de

Inhalt

Vorwort

»Wir wollen ja nicht, dass *das wieder passiert.*« Damit endete das Telefonat – gemeint war eine nochmalige Herzoperation. Der gut gemeinte Wunsch hatte eine fatale Wirkung. Der Angerufene spürte, wie seine Hände schweißig wurden. Angst stieg auf. Im Kopf hämmerte der Satz: »*Das passiert wieder.*« Ich erinnere mich gut an die besorgte Stimme, als der Patient mich daraufhin anrief. Durch meine klaren Aussagen zu dem sehr guten Operationsergebnis und der infolgedessen exzellenten Prognose konnte ich ihn überzeugen und beruhigen. Dieses Ereignis war für mich der Anlass, das Thema von gut gemeinten Mitteilungen, die bei Patienten ungewollt das Gefühl der Bedrohung auslösen, zu bearbeiten.

Eine Krankheit kann einen Menschen aus der Bahn werfen – bei Zahnweh oder Kreuzschmerzen fühlt es sich vielleicht nur wie ein Stolpern an, bei Krebs oder einem Herzinfarkt etwa aber auch wie der Sturz aus der normalen Wirklichkeit. Krankheit verändert das Bewusstsein, das können wir an Trancephänomenen gut beobachten. Das Bewusstsein ist dabei meist auf Befürchtungen und Hoffnung fokussiert. In dieser Verfassung kann mancher Patient nicht mehr auf seine gewohnten Bewältigungsstrategien zurückgreifen.

Umso wichtiger ist es, Patienten nicht versehentlich zusätzlich zu belasten. Ärzten, Psychologen und anderen Angehörigen medizinischer Berufe ist jedoch oft nicht bewusst, welch starken Einfluss die Wahl ihrer Worte und die Art ihres Verhaltens auf das Befinden des Hilfesuchenden haben.

Dieses Buch will professionelle Helfer und Angehörige im Umgang mit Patienten, Klienten und Ratsuchenden unterstützen. Fallgeschichten aus der Praxis zeigen, wie ungünstige Formulierungen beeinträchtigen und sogar schaden können. An diesen Beispielen werden Vorschläge entwickelt, wie sich Formulierungen günstig umwandeln lassen. Auch für jenen Bereich, in dem man oft sprachlos ist – nämlich bei unheilbarer Krankheit bzw. am Ende des Lebens –, wird an Formulierungsbeispielen aufgezeigt, welche wohltuenden Worte man wählen kann.

Ein kurzer theoretischer Teil beleuchtet die Hintergründe, die die veränderten Bewusstseinszustände von Menschen bei Krankheit erklären helfen. Die Kenntnis solcher Trancephänomene macht zunächst unverständliche Verhaltensweisen nachvollziehbar. Wie man damit therapeutisch umgehen kann, wird im Folgenden an konkreten Beispielen illustriert.

Danksagung

Herrn Dipl.-Psych., Dipl.-Wi.-Ing. Bernhard Trenkle verdanke ich die erste Anregung zu dieser Schrift. Er hatte die Erfahrung machen müssen, dass im Krankheitskontext gut gemeinte Ratschläge das Gegenteil bewirken können, dass sie Angst auslösen können.

Die zitierten Beispiele stammen zumeist aus meiner über 40-jährigen Berufserfahrung. Von meinen Patienten habe ich am meisten gelernt. Vielen Dank dafür.

Bedanken möchte ich mich auch bei den zweien unserer Söhne, die in therapeutischen Berufen tätig sind und Beispiele beigesteuert haben: Dr. Niko Hüllemann, Kinder- und Jugendlichenpsychotherapeut in München, und Dr. Philipp Hüllemann, Neurologe in Kiel.

Besonderer Dank gilt meiner Schwägerin Ursula Anker, die das Manuskript der ersten redaktionellen Durchsicht unterzog und durch eigene Beispiele ergänzt hat.

Ganz lieben Dank meiner Frau Brigitte. Sie hat den gleichen Beruf wie ich. Ihr Schwerpunkt ist die Traumatherapie. Im stetigen meist beiläufig geführten Gedankenaustausch haben sich die Beispiele klarer geformt.

Nicht zuletzt möchte ich mich beim Carl-Auer Verlag bedanken. Ich habe mich wie in einer guten Familie betreut gefühlt. Herr Dr. Holtzmann hat mit seiner freundlichen Heidelberger Art bewirkt, dass es mir ziemlich leicht von der Hand gegangen ist, das Buch zügig zu schreiben. Frau Dr. Offermanns, die Lektorin, hat sich sehr in die Idee des Buches eingedacht und wohl auch eingefühlt. So sind die

Abschnitte über Humor, die Schlussbetrachtung und einige Beispiele auf ihre Anregung hin entstanden. Vielen Dank, Frau Dr. Offermanns!

Klaus-D. Hüllemann

Helfende Kommunikation – Vorhang auf!

»Zu Herrn K. kam ein Philosophieprofessor und erzählte ihm von seiner Weisheit. Nach einer Weile sagte Herr K. zu ihm: ›Du sitzt unbequem, du redest unbequem, du denkst unbequem.‹ Der Philosophieprofessor wurde zornig und sagte: ›Nicht über mich wollte ich etwas wissen, sondern über die Inhalte dessen, was ich sagte.‹ – ›Es hat keinen Inhalt‹, sagte K. ›Ich sehe dich täppisch gehen, und es ist kein Ziel, das du, während ich dich gehen sehe, erreichst. Du redest dunkel, und es ist keine Helle, die du während des Redens schaffst. Sehend deine Haltung, interessiert mich dein Ziel nicht.‹«

Bertolt Brecht (1949)

Wäre Herr K. ein Patient und der Professor sein behandelnder Arzt, würde Herrn K. das Ziel (was der Medizinprofessor über die Krankheit denkt) sehr wohl interessieren, vielleicht gerade deshalb, weil die Erklärungen so dunkel und unverständlich waren. Kommunikation ist immer komplex, wenn etwas auf dem Spiel steht (wie z. B. eine Krankheit). Während des dahinfließenden Alltags plätschert die Kommunikation oberflächlich. Aber unter der Oberfläche kann es brisant sein, wie Ursula Anker aus ihrer Sicht als Pädagogin, Germanistin und Schulleiterin in ihrem Kommentar schreibt:

Kleiner kommunikationstheoretischer Exkurs

Kommunikation an sich ist in Alltagssituationen sehr einfach, sofern man die Sprache beherrscht und die Situation konkret ist. In ihrem Ablauf jedoch ist die Kommunikation sehr komplex. Da sendet ein Sprecher einem Hörer in bestimmter Absicht eine Botschaft, die der Hörer mit einer bestimmten Erwartung wahrnimmt. So weit, so gut. Das Problem indes ist höchst brisant! Denn in den allermeisten Fällen ist die Absicht des Sprechers nicht mit der Erwartung des Hörers kongruent. Dies wiederum liegt daran, dass einerseits die verwendeten Begriffe vieldeutig sind, d. h. mehrere Konnotate (mitgedachte Botschaften) haben, andererseits auch Sender und Empfänger (Sprecher und Hörer) die Begriffe je nach Kenntnis und Erfahrung aufgrund ihrer ureigensten persönlichen Geschichte mit Konnotaten versehen. Durch die Differenzen zwischen den Persönlichkeiten und den damit verbundenen individuellen Geschichten der Gesprächspartner kommt es häufig zu Missverständnissen, die im Augenblick des Sprechens gar nicht wahrgenommen werden: *Gut gemeint – schlecht gelaufen ...*

Es sollte auch und gerade in der Alltagsroutine das Anliegen eines jeden Arztes bzw. Behandlers sein, sich diese Komplexität der Kommunikation bewusst zu machen und daraus Konsequenzen für den Umgang mit einer reflektierten Sprechweise zu ziehen. Dann können wir das Schlagwort drehen in: *Gut gemeint, gut gelaufen!*

Komplexität der Kommunikation

Die Komplexität der Kommunikation umfasst mehr als reflektiertes Sprechen. *Wer was wo* in *welchem Zusammenhang zu wem* und in *welcher Weise* äußert, verändert die Bedeutung eines Satzes. Prüfen wir einmal unsere Flexibilität mit folgendem Satz: »Wissen Sie/weißt Du, wie spät es ist?« Der Satz kann ganz Unterschiedliches ausdrücken – aus dem Munde eines Gastes zum Hausherrn z. B.: »Wir müssen jetzt aufbrechen, es ist schon spät.« – Eltern zum Kind: »Marsch ins Bett!« – junger Mann zu einer attraktiven Frau: »Ich möchte mit Ihnen ins Gespräch kommen.« – stolzer Besitzer zu Freunden: »Jetzt schaut doch mal meine neue Uhr an!« – in der Psychiatrie die Frage an den Patienten: »Sind Sie zeitlich orientiert?« – im Gasthaus: »Die Küche ist geschlossen.« – Lob einer interessanten Unterhaltung: »Die Zeit ist so schnell vergangen!« – schließlich: »Was ist die genaue Uhrzeit?«

Gestik, Mimik, Verhalten und äußerer Kontext fließen in das Kommunikationsgeschehen ein. Die Komplexität der Kommunikation lässt sich für den Arzt wie für jeden Helfer, der mit Einzelpersonen arbeitet, am besten durch Beispiele veranschaulichen und verstehen. Beispiele können als Schablonen dienen, wie man in vergleichbaren Situationen praktisch handeln kann. Im Folgenden werden klinische Situationen geschildert, wie gute Kommunikation gelingen kann und wie schlechte Kommunikation den Patienten belastet.

Auf Augenhöhe

Ich lag mit dem Bauch auf dem Behandlungstisch der Physiotherapeutin. Es war die Rehabilitationsphase nach einem Unfall. Die Therapeutin, die an der Seite des Tisches stand, sagte mir, dass sie mit mir jetzt eine Dehnübung für den Rücken durchführen wolle. Für die ausführliche Erklärung begab sie sich ans Kopfende und ging in die Knie, sodass sie mich auf gleicher Höhe anschauen konnte. Im Lauf der Behandlung bemerkte sie: »Heute können sie sich besonders gut entspannen.« Das lag natürlich an der Art, wie sie mir *auf Augenhöhe* die Informationen zur Behandlung vermittelt hat. Ich vertraute der Physiotherapeutin. Ich fühlte mich sicher.

Untersuchen tut gut

Beim Skifahren hatte ich mir die Schulter ausgekugelt. Sie ließ sich nicht ohne Narkose einrenken. Der Traumatologe in dem Schweizer Krankenhaus untersuchte nicht nur die Schulter gründlich, er hörte auch Herz und Lungen ausgiebig ab. Für mich, der ich als Internist die Studenten in Auskultation zu unterweisen hatte, ergab sich eine gespaltene Beobachtung. Ich bemerkte in der Art, wie er das Stethoskop hielt und bewegte, dass er kein kardiologisch geschulter Internist war. Das Stethoskop gehörte zu den Typen, die ich den Studenten zu Recht immer als untauglich dargestellt habe. »Der hört nichts,« dachte ich mit einem heimlichen Schmunzeln, gleichzeitig bemerkte ich, wie mir die bedächtigen Abhörbemühungen guttaten. Ich fühlte mich angenommen und geborgen. Ich konnte in der Situation den widersprechenden Sachverhalt reflektieren: eine Untersuchung mit aus meiner Sicht kaum verwertbarem Informationsgewinn und gleichzeitig das wohltuende Gefühl von zugewandter menschlicher Nähe – wenn auch durch die Verwendung einer technisch-professionell untauglichen Methode. Das Gesamterlebnis war schließlich so etwas wie ein (unfreiwilliger) Selbstversuch, an dessen Ende die Entdeckerfreude überwog.

Übrigens: Krebspatienten werden, wenn einmal die Diagnostik abgeschlossen ist, meist nicht mehr körperlich untersucht. Man kann ihnen jedoch manchmal mit einer körperlichen Untersuchung mehr Anteilnahme entgegenbringen – spürbare (haptische und sensorische) Kommunikation – als mit Worten, auch wenn diese keine neuen diagnostischen Erkenntnisse bringt.

Die angewärmte Bettpfanne

Eine ältere Frau auf der inneren Abteilung des Universitätsklinikums hatte unklare Unterleibsbeschwerden und man bat den zuständigen Gynäkologen zu einem Konzil (derselbe Professor, um den es in dem noch folgenden Fallbeispiel »Er wird nicht in der ersten Reihe sitzen« geht). Der Arzt bat, dass die Patientin die Blase entleere, damit er besser untersuchen könne. Die Krankenschwester holte eine Bettpfanne aus Edelstahl und wollte sie gerade der Patientin unterschieben, »Halt!«, rief der Gynäkologe. »Ist die Pfanne angewärmt?« – Er prüfte mit der Hand die Temperatur. »Kalt«, sagte er und zur Schwester: »Haben Sie sich schon mal auf eine kalte Schüssel gesetzt?« Die Patientin erzählte mir später, dass sie immer eine Abneigung gegen frauenärztliche Untersuchungen gehabt habe. Das hätte sich in schmerzhaften Verkrampfungen während der Untersuchung ausgedrückt. Aber wie der Professor sich so engagiert um die kalte Bettpfanne gekümmert habe, diese sogar selbst auf die Heizung gestellt habe, um sie anzuwärmen, das habe ihr viel Vertrauen gegeben. Die nachfolgende Untersuchung sei völlig schmerzfrei gewesen, ohne jegliche Verkrampfung.

Man kann nicht nicht kommunizieren (Paul Watzlawick)

Der erst 39-jährige Patient, selbst Arzt, saß vor dem Bildschirm und studierte die Röntgenaufnahmen seiner Lunge, seiner Leber und seines Gehirns: überall Melanom-Metastasen. Der Chef der Röntgenabteilung, ein Oberarzt und zwei Assistenten betraten den Raum. Der Chef grüßte nicht. Er hatte mit geübtem Blick im Nu den aussichtslosen Befund erfasst. Dem Patienten zu seiner Linken wendete er jetzt den Rücken zu und fragte den Oberarzt: »Wie wird er damit fertig?« Betretenes Schweigen. Ohne ihren kranken Kollegen eines Blickes zu würdigen, verließen die vier Ärzte den Raum. Obwohl in der Frage des Chefs durchaus Mitgefühl zum Ausdruck kommt, muss sich der junge Kollege in dieser Situation verlassen und einsam gefühlt haben. Man hat nicht *mit* ihm, sondern *über* ihn gesprochen. Es fand keine verbale Kommunikation zwischen ihm und den Anwesenden statt, und dennoch verstand er sehr wohl die Botschaft: »Die haben mich aufgegeben, von denen ist keine Hilfe zu erwarten.« Natürlich war ihm selbst klar, was der Metastasenbefund bedeutete, aber ein Wort der Anteilnahme, an ihn direkt gerichtet, hätte ihm in dieser ausweglosen Situation im wahrsten Sinne des Wortes *Beistand* geleistet.

Innere Bewertung der Kommunikation

»Nicht die Dinge selbst beunruhigen uns, sondern die Meinungen, die wir von den Dingen haben.«

Epikur

Die Beispiele verdeutlichen, dass Kommunikation immer mit einem inneren Bewertungsprozess einhergeht, mit Emotionen und mit körperlichen Reaktionen (z. B. Herzklopfen, Bauchschmerzen) sowie Verhaltensweisen (z. B. Therapieabbruch). »Emotionale Bewertungen liegen jeder Lebenstätigkeit zugrunde« (Bastian 1994). Der Patient bewertet die Kommunikation mit dem professionellen Helfer, überspitzt formuliert, nach folgendem Muster: »Ich vertraue der Therapie, weil ich dem Arzt vertraue.« – »Ich misstraue der Therapie, weil ich dem Arzt misstraue.«

Die schnelle Bewertung nach »gut oder böse« entsteht im menschlichen wie auch im tierischen Gehirn nach einem uralten Programm. Hirnstrukturen, die unter dem Begriff des limbischen Systems und der Basalganglien zusammengefasst werden können, sind maßgeblich an der emotionalen Bewertung eines Kommunikationsereignisses beteiligt. Neurochemische Genprofile jener Hirnregionen, die für das soziale Entscheidungsnetz (SDM – »social decison-making«) wichtig sind, haben sich in der Evolution der Wirbeltiere über 450 Millionen Jahre erhalten (O'Connell a. Hofmann 2012). Es geht um den Fortbestand der Art und des eigenen Lebens durch Atmung, Stoffwechsel, Fortpflanzung, Schutz, Flucht und Verteidigung. Die schnelle innere Bewertung der Kommunikation im Sinne von Hypothesenbildung oder von Vor-Urteilen ist »... existenznotwendig und vorteilhaft; sie ermöglicht die sofortige Orientierung in inhaltlich und/ oder strukturell neuartigen, ungewohnten Situationen. Vor-Urteile sind eine Orientierungshilfe, die Zeit, Energie und Risiko sparen hilft« (Bastian 1994).

Der Vorteil, durch emotionale Bewertungen rasch eine Orientierung für ungewohnte Situationen zu erhalten, geht mit dem Nachteil einher, dass die Orientierung unpräzise sein *und* zu falschen Schlussfolgerungen und Handlungen führen kann.

Der für die Kommunikation unausweichliche innere Bewertungsprozess wirkt sich auf den Heilungsvorgang aus. Viele Hinweise sprechen dafür, dass gute Kommunikation den Heilungsvorgang beschleunigen kann und vor Rückfällen schützt. Gute Kommunikation bereitet ein angenehmeres Klima und mehr Spaß für alle Beteiligten. Das erhöht die Bereitschaft, Gesprächsinhalte besser zu verstehen und sich die wichtigen Inhalte zu merken. Im Gegensatz dazu blockiert ungeschickte Kommunikation das Verstehen und die Verständigung.

Wie eine Kommunikation vom Patienten bewertet wird, lässt sich vom Gegenüber nie mit Sicherheit voraussagen. Die Bewertung hängt auch von den biografischen Erlebnissen des Patienten ab. Deshalb sollte der Kommunikationspartner aufmerksam wahrnehmen, ob die emotionalen Signale des Patienten auf eine negative Bewertung hindeuten, z. B. Erröten, Erblassen, Schwitzen, Sprechbeeinträchtigung, Blickabwendung, Zittern, abrupter Gesprächswechsel oder Weinen. Merkt also der Arzt, dass es dem Patienten unangenehm ist, kann das Unangenehme durch das Erleben von einfühlsamem Verständnis überwunden werden, wenn nämlich der Arzt eine adäquate Rückmeldung gibt: »Das bewegt Sie.« – »Sie haben jetzt genug davon.« Oder nonverbal: eine anteilnehmende Geste – eine taktvolle Berührung – dabeibleiben und nicht weglaufen, wenn die Worte fehlen. Aufforderungen wie »Nun weinen sie doch nicht« deuten eher auf mangelndes Einfühlungsvermögen hin.

Helfende Kommunikation

Im medizinischen, therapeutischen und allgemein helfenden Bereich (z. B. Familie) wünscht man sich Kommunikation immer als *helfende* Kommunikation. Bei dieser sind die Gesprächspartner auf der Sachebene nicht gleichwertig. Die Helfer wissen mehr und sind professioneller. Auf der Emotionsebene besteht der Unterschied von leibhafter Betroffenheit (beim Patienten) und Mitgefühl (beim Helfer). Gemeinsam sind Hilfesuchenden und Helfern das menschliche Wertesystem – wenn auch kulturabhängig –, die Achtung und Wertschätzung, die Grundgefühle von Angst, Sicherheit und Hoffnung. In der helfenden Kommunikation muss der Helfer den Boden dieser Gemeinsamkeit beachten, um die Heilung zu begünstigen und um dem Patienten ein Gefühl zu geben, das guttut. Das vorliegende Buch zeigt an zahlreichen Beispielen, wie helfende Kommunikation praktisch gestaltet werden kann. Auf zwei Verhaltensweisen sei besonders hingewiesen:

Welche *Aufmerksamkeit* bringt der Behandelnde dem Patienten entgegen und inwieweit drückt er eine *persönliche Beteiligung* aus?

Aufmerksamkeit

Seine Aufmerksamkeit kann man durch folgende Verhaltensweisen zum Ausdruck bringen:

- mit dem Patienten *auf Augenhöhe* (horizontale Kommunikation) und nicht von *oben herab* (vertikale Kommunikation) in Beziehung treten
- nicht in den Raum oder zu anderen anwesenden Personen sprechen
- den Patienten anschauen und nicht die Krankenaufzeichnungen oder andere anwesenden Personen
- nicht auf die Uhr oder aus dem Fenster blicken
- Aussagen oder Fragen des Patienten begleiten durch z. B. Kopfnicken, Wiederholen der Aussage
- Informationen für den Patienten abschließen z. B. mit den Worten: »Konnte ich das für Sie verständlich darstellen? Können Sie damit etwas anfangen? Macht das für Sie Sinn? Für mich wäre es eine Hilfe, wenn Sie noch einmal mit ihren Worten sagen, was Sie aus

meinen Ausführungen entnehmen konnten.« – »Ich sehe, Sie schauen etwas kritisch. Sollen wir das noch einmal gesondert besprechen? Möchten Sie, dass Ihre Frau mit dabei ist?«

Persönliches Beteiligtsein: Vorhang auf!
Wie Theaterzuschauer erwartungsvoll darauf warten, dass sich der Vorhang hebt, so möchten Patienten ein bisschen auf die persönliche Bühne ihrer Ärzte und Therapeuten schauen. »Was ist das für ein Mensch, dem ich mich anvertraue?« Der Behandler kann etwas von sich erzählen, was auf sein persönliches Beteiligtsein hinweist; er »öffnet« sich mit einem konkreten Beispiel aus seinem eigenen Erleben – Vorhang auf! Handlungen sind auf der Bühne meist eindrucksvoller als Worte, wie im Beispiel oben, die Bettpfanne auf die Heizung zu stellen. In der verbalen Kommunikation ist es hilfreich, wenn Gemeinsamkeiten mit dem Patienten anklingen:

»Sie haben so schöne Pantoffeln; das erinnert mich an meine Lieblingstante; die Pantoffeln habe ich als Kind immer bestaunt.« – »Ach, diese Blumen, wir haben solche in unserem Garten. Meine Frau hat ein Händchen für Blumen.« – »Wenn Sie nach der Operation zu uns zurückverlegt werden, dann erzählen Sie mir von Ihrer geplanten Chinareise; ich bin nämlich Mitglied der deutsch-chinesischen medizinischen Gesellschaft und war öfter in China.«

Zusammenfassend haben die Fachkräfte helfender Berufe wie auch Angehörige von Patienten die Aufgabe, die Kommunikation mit Patienten als helfende Kommunikation zu steuern, damit nicht emotional belastende Kommunikationsbewertungen den Kranken zusätzlich bedrücken, sondern eine gute Kommunikation den Heilungsvorgang begünstigt.

Die Erkenntnis, dass ungewollte negative Suggestionen sich im klinischen Rahmen auf den Heilungsprozess ungünstig auswirken können, war jüngst auch Gegenstand eines Leitartikels im *Deutschen Ärzteblatt* (Häuser, Hansen u. Enck 2012).

Das vorliegende Buch will nicht nur zeigen, wie man solche Suggestionen in der täglichen Praxis vermeidet, sondern wie sich mit einfachen sprachlichen Mitteln Heilungsprozesse durch positive Suggestionen befördern lassen.

Trancephänomene bei Krankheit

Krank*sein* verändert das Bewusstsein

Krankheit wirft uns aus der Bahn,
vielleicht nur wie ein Stolpern
bei Zahnweh oder Kreuzschmerzen
oder wie ein
Sturz aus der normalen Wirklichkeit
bei Herzinfarkt, Krebs, Beckenbruch
Kranksein verändert das Bewusstsein
wie in einer hypnotherapeutisch induzierten **Trance**

Viele Krankheiten bleiben lange Zeit unbemerkt, bis sie Beschwerden machen oder durch eine Untersuchung – häufig, aber nicht immer mittels Apparaten – entdeckt werden, z. B. Krebs im Frühstadium oder Bluthochdruck. Ein Krankheitsgefühl können wir entweder durch Beschwerden oder auch nur durch Informationen vermittelt bekommen. Dieses Gefühl kann man in Abgrenzung zur objektiven Krankheit als subjektives Krank*sein* bezeichnen, englisch »illness«. Die objektive Krankheit heißt im Englischen »disease«. Da es im Deutschen aber keine so unterschiedlichen Bezeichnungen gibt und es im Rahmen dieser Ausführungen entscheidend ist, was der Patient fühlt, wird im folgenden Abschnitt der Begriff »Krankheit« immer im Sinne von »Krank*sein*« verwendet.

> Die Kommunikation zwischen Patient und Arzt
> bzw. medizinischem Fachpersonal wird
> durch den besonderen Bewusstseinszustand
> des Patienten geprägt.
>
> Es ist ein
> **spezieller Trancezustand**

Unter welchen Bedingungen kann es zu diesen auch »Spontantrance« genannten Zuständen kommen (Varga 2011)?

Eine solche Spontantrance entsteht durch

- Krankheit
- Schmerz
- Verletzung
- Angst
- Hilflosigkeit
- Unsicherheit
- Deprivation von gewohnten Umgebungen und Reizen

An welchen typischen Zeichen erkennt man einen trancehaften, veränderten Bewusstseinszustand (Varga 2011)?

- erhöhte Beeinflussbarkeit, Suggestibilität
- Veränderung der Wahrnehmung: sehr subjektive Veränderung von Gedächtnis, Konzentration, Aufmerksamkeit, Bewertung und Realitätstestung
- veränderte Zeiterfahrung: Zeitdauer, Aufeinanderfolge von Zeitabschnitten
- veränderte Realitätskontrolle und veränderte Selbstkontrolle

- Veränderung in der Gefühlswahrnehmung und im Gefühlsausdruck
- veränderte Körperempfindung, verändertes Körperbild, Desintegration der Grenzen des Selbst und des Körpers
- veränderte Deutung und Bewertung von Erfahrungen. Alles wird ichbezogen erlebt: Erfahrungen, Gedanken, Wahrnehmungen.
- Unaussprechlichkeit: Das Gefühl, dass Erfahrungen nicht in Worte gefasst werden können, weil den Erfahrungen etwas Einmaliges anhaftet oder weil eine Amnesie besteht

Nach Katalin Varga (2011) besitzen die Trancezustände, die in Begleitung einer Krankheit auftreten, spezielle Charakteristika:

- Denken läuft prozesshaft.
- Alles ist absolut, sprachliche Bedeutungen verschwinden, Ursache und Wirkung verwischen.
- Die Patienten können inkonsistente und widersprüchliche Dinge tolerieren (ein Phänomen der sogenannten Translogik).
- Oft interpretieren Patienten die Worte wortgetreu, kindlich korrekt.
- Die Interpretation ist irgendwie paranoid, indem die Patienten alles auf sich persönlich beziehen (selbst wenn eine Bemerkung sich auf ein Instrument oder eine andere Person bezieht).

Diese typischen Trancezustände, die eine Krankheit begleiten, bleiben in ihrer Charakteristik fortbestehen – vom Beginn bis zum Ende einer Krankheit. Selbst wenn die Krankheit nach medizinischem Wissen als geheilt gilt, können die charakteristischen Trancephänomene noch nach Jahren durch eine Formulierung, welche die Krankheit ins Gedächtnis ruft, wieder auftreten. Bei Krebserkrankungen besteht wahrscheinlich mehr als bei anderen Krankheiten die Angst vor einem Rückfall. Es gilt jedoch ganz allgemein, dass die Charakteristika der Krankheitstrance nicht auf ein spezielles Ereignis bezogen werden müssen wie eine Operation, einen Herzinfarkt oder einen Beckenbruch. Die Charakteristika der Trance sind immer ziemlich ähnlich, unabhängig von der auslösenden Krankheit.

Patienten, die sich in dieser krankheitsbedingten Spontantrance befinden, entwickeln eine erhöhte Aufmerksamkeit für die Worte des Arztes oder einer anderen Fachperson, ähnlich wie bei einer induzierten therapeutischen Hypnose. Hier fokussiert sich der Patient auf die Worte des Hypnotherapeuten. Der große Unterschied zwischen einem Hypnotherapeuten und einer hinsichtlich Hypnose laienhaften medizinischen Fachperson besteht darin, dass der Hypnotherapeut bewusst die Trance induziert und weiß, was sich im Patienten ereignet, der Ungeübte aber in der Regel keinerlei Wissen davon hat, dass durch die besonderen Umstände überhaupt ein Trancezustand spontan eingetreten ist. Das veränderte Verhalten des Patienten kann dann nicht verstanden werden und es kann zu folgenschweren Missverständnissen kommen.

Sehr belastend kann der Umstand sein, dass dem Patienten in seiner veränderten Wahrnehmung die gewohnten Möglichkeiten, mit unangenehmen oder bedrohlichen Dingen umzugehen, nicht mehr zur Verfügung stehen. *Er kann nicht mehr auf seine funktionierenden Abwehrmechanismen zurückgreifen. Coping gelingt nicht.* Das ist eine *schutzlose Situation.* Unbedachte Äußerungen des medizinischen Personals (die durchaus gut gemeint sein können) können so zu lang anhaltenden Traumatisierungen führen. Der Entstehungsmechanismus dieser Traumatisierungen ist nicht zu unterscheiden von dem posthypnotischen Auftrag in einer therapeutisch induzierten Trance, der bewusst jedoch nur auf therapeutische Unterstützung zielt. Viele Missverständnisse und Fehldeutungen gehen zulasten der Spontantrance. Die Patienten blenden Vieles aus, hören Vieles nicht und können nicht verstehen. Das Fatale an dieser Situation ist, dass die Helfer dies gar nicht wahrnehmen, es eigentlich gar nicht wahrnehmen können. Der Patient lernt Hilflosigkeit und Ohnmacht. Aus Angst ist er dann später nicht in der Lage, die medizinisch notwendige Hilfe aufzusuchen. Diese theoretischen Ausführungen werden nun an folgenden Beispielen veranschaulicht, die chirurgisch Tätige und Anästhesisten mir erzählt haben. Die darin beschriebenen Missverständnis kommen offenbar häufiger vor.

Bitte nicht sterilisieren!

Eine Patientin hört, wie der Operateur der Instrumentenschwester zuruft: »Das Spekulum bitte sterilisieren.« Die Patientin fährt entsetzt hoch: »Nein! Bitte nicht sterilisieren!!«

Der Arzt hatte das Untersuchungsinstrument gemeint, die Patientin bezog das Sterilisieren auf sich.

Eine einfache, aber in jedem Fall wirksame Möglichkeit, solche folgenschweren Missverständnisse zu verhindern, besteht darin, dass der Arzt mit der Aufforderung wartet, bis die Patientin aus dem Operationssaal herausgebracht worden ist. Möglich, aber nicht unproblematisch ist die Verwendung von Fachbegriffen, die der Laie im Allgemeinen nicht versteht, z. B.: »Dieses Instrument bitte in den Autoklaven« (Apparat zum Sterilisieren von medizinischen Instrumenten).

Allgemein gilt die Regel: Meiden Sie medizinische Redensarten und Fachbegriffe, wenn sie im allgemeinen Sprachgebrauch bei Laien eine andere Bedeutung besitzen. Problematisch sind solche unverständlichen medizinischen Fachbegriffe, weil die Patienten sie oft als unheimlich und damit bedrohlich empfinden. Im nächsten Beispiel wird das sehr deutlich.

Fachsprache kann tödlich sein

»Der amerikanische Kardiologe und Friedensnobelpreisträger Bernhard Lown schildert eine Visite mit einem schlecht gelaunten Chefarzt. Dieser hatte zu seinen Ärzten gesagt, dass es sich bei der Patientin vor ihnen nur um einen Fall von TS handeln könne (TS: die Herzklappe namens *T*rikuspidalis hat eine Verengung = *S*tenose). Die Patientin sagte zu Lown: ›Das ist das Ende‹ – TS müsse ›terminale Situation‹ heißen. Sie habe verstanden, was die Ärzte sich in ihrer Fachsprache zugeraunt hätten. Obwohl Lown der Dame sagte, dass sie sich keine Sorgen zu machen brauche und die Abkürzung erklärte, verschlechterte sich ihr Zustand. Als der Chefarzt eintraf und die Patientin aufklären und beruhigen wollte, war sie bereits gestorben« (Bartens 2010).

Selbst wenn die Grundkrankheit von sich aus zum Tode geführt hätte, wurde der Tod möglicherweise beschleunigt herbeigeführt, zumindest hatte die Patientin in ihrer letzten Lebensspanne jede Hoffnung verloren. Der Chefarzt hatte keinerlei Wissen darüber, dass er mit einer für die Kollegen bestimmten fachsprachlichen Abkürzung eine tödliche Bedrohung suggerierte.

Ebenso kann – auch wenn gar keine unglücklichen Formulierungen gewählt werden, Hoffnungslosigkeit suggeriert werden durch die Prosodik (einen traurigen Sprachduktus), durch traurige Mimik und Gestik.

Doppelt blind

Der schwer kranke Asthmapatient ringt zunehmend nach Luft. Während der Visite wendet sich der Oberarzt mit dem Vorschlag an den Chefarzt: »In der letzten Ausgabe des Fachjournals wird von dem überzeugenden Doppelblindversuch des Medikaments XY berichtet.« Der Chef nickt: »Dann werden wir das hier einsetzen.« Mit weit aufgerissenen Augen fleht der Patient: »Nein, nicht das Medikament, bitte nicht.« Das Medikament wird nicht angesetzt. Da der Patient sehr erregt ist und ein Asthmaanfall droht, versucht man auch nicht, mit ihm zu argumentieren und ihm die Äußerung verständlich zu machen. Ein halbes Jahr später trifft der Chefarzt den hinlänglich wieder genesenen Patienten auf der Straße. Der Patient erklärt, er könne mit dem jetzigen Zustand einigermaßen leben und er bedanke sich für die gute Betreuung im Krankenhaus. Der Arzt fragt: »Damals hatten wir Ihnen doch ein neues Medikament angeboten, von dem wir uns viel versprochen haben. Sie haben aber ganz entschieden abgelehnt. Warum eigentlich?« – »Ach, Herr Professor, wenn man keine Luft bekommt, das ist schon schlimm genug, aber *doppelt blind* …«

Negative Konnotation wertneutraler Begriffe

Weniger Demokratie ...

Ich hatte einem Patienten erklärt, dass Menschen kindliche und erwachsene, ängstliche und mutige und noch viele andere Anteile besitzen. Man kann auch von unterschiedlichen Ich-Zuständen (englisch: »ego states«) sprechen. Wenn die oft recht gegensätzlichen Ich-Anteile gut zusammenspielen, sei das wie in einem guten Parlament. Gelingt die Demokratisierung der eigenen Seele, ist die Persönlichkeit ausgereift und souverän. »Nicht Demokratie«, stammelte der Patient. Ihm standen Schweißperlen auf der Stirn. Er berichtet, dass es während einer gemeinsamen Semesterarbeit über Demokratie mit einer Kommilitonin zu einem heftigen Dauerstreit gekommen sei. Jetzt breche bei ihm alles wieder auf, wenn er nur das Wort Demokratie höre.

Man kann also nie sicher wissen, ob ein neutral oder sogar positiv gemeintes Wort bei einem Menschen die Wahrnehmung unangenehmer Gefühle triggert. Man kann das merken, wenn man sieht, wie der Patient die Augen weit aufreißt, ins Schwitzen gerät oder rote Flecken im Gesicht bekommt. Eine Rückmeldung an den Patienten, dass man seine Betroffenheit spürt, wirkt beruhigend und schafft Vertrauen: »Ach, habe ich da etwas Unangenehmes angestoßen?«

Duschkopf

Ein Duschkopf ist eigentlich ein ganz normaler Gebrauchsgegenstand. Wenn man in einem neuen Haus das Bad sehr stilvoll einrichtet, wird man auch auf eine besonders schöne Dusche Wert legen – wie bei dem beruflich sehr erfolgreichen sympathischen Ehepaar in diesem Beispiel. Beide hatten gemeinsam einen tellergroßen Duschkopf ausgesucht. Doch ohne erkennbaren Grund machte die Ehefrau eine Szene, als der Kopf an der Decke montiert werden sollte. Sie wollte den Duschkopf zurückgeben mit der Begründung, ihr Mann habe ihr damit eins auswischen wollen. Für den Ehemann völlig unverständlich eskalierte der Streit über mehrere Wochen zu einer Ehekrise.

Schließlich suchten die beiden eine Eheberatung auf. Die Frau warf ihrem Mann zunächst vor, er habe keinen Geschmack für gutes Design, aber im Verlauf der Gespräche wurde immer deutlicher, dass sie Angst vor ihrem Mann entwickelt hatte, als ob er ihr nach dem Leben trachte.

Der Duschkopf, der durch seine Übergröße besonders viel Wasser versprühen kann – in ihrer Vorstellung natürlich auch siedend heißes –, hatte ein traumatisches Ereignis aus ihrer frühen Kindheit erneut in Szene gesetzt. Im Alter von drei Jahren hatte sie in einem unbeobachteten Augenblick einen Topf mit kochendem Wasser über die Herdkante gezogen und schwere Verbrühungen erlitten, die über mehrere Wochen im Krankenhaus behandelt werden mussten.

Die Patientin verstand den Zusammenhang. Das Unbehagen blieb. Sie sagte: »Auch wenn ich das jetzt alles weiß, würde es lange dauern, bis ich das ungute Gefühl gegen diese Dusche verliere. Die Bauchschmerzen und das Herzklopfen lassen sich da einfach nicht abstellen. Ich will nicht mehr daran denken.«

Das Ehepaar einigte sich, den großen Duschkopf zurückzugeben und eine Handdusche an der Wand anbringen zu lassen. Zu einer weiteren Bearbeitung des kindlichen Traumas sah die Frau keinen Anlass mehr.

Das Bewusstsein neigt dazu, unerträgliche Inhalte vergessen zu machen. Doch der Schreck schlummert wie in diesem Beispiel im Bauch und in der Brust. Die Dusche war wie ein Wecker, ein sogenannter Trigger, der die Angst weckte und ins Bewusstsein rückte.

Manchmal jedoch produziert das Erwecken frühkindlicher Traumata körperliche Reaktionen, die das Bewusstsein zunächst gar nicht erreichen. Das kann ein gesteigerter Blutdruck sein, der ja auch bei Hochdruckkranken meist keine spürbaren Symptome auslöst. Im nächsten Beispiel wird gezeigt, wie ein anscheinend positiver Begriff mit subjektiv nicht gespürten gesundheitlich negativen Kreislaufreaktionen einhergehen kann.

Inkubation und Thematisierung

Im Rahmen von psychophysiologischen Forschungen an der Universität Heidelberg führte mein damaliger Chef, Prof. Christian, ein Interview mit einer jungen Krankenschwester. Während des Gesprächs wurden die Messdaten von Blutdruck und Puls fortlaufend per Funk telemetrisch auf die Empfangsstation im Nachbarzimmer übertragen. Bei der Auswertung der Daten fiel auf, dass es mehrere kurzfristige Steigerungen von Blutdruck und Puls gab, die sich zu einem deutlich erhöhten Basiswert aufschaukelten. Der Vergleich mit der synchronen Sprachaufzeichnung ergab, dass jedes Mal, wenn der Vater der Patientin erwähnt wurde, die Messwerte in die Höhe schossen. Die Erwähnung konnte in einem völlig neutralen Kontext geschehen wie: »Die Familie ist über meinen Vater in der AOK versichert.« Die Patientin sagte bei der späteren Besprechung der Kreislaufreaktionen, sie habe innerlich nichts Besonderes gespürt bis zu der zweiten Hälfte des Interviews. Da war es unter Tränen aus ihr herausgebrochen, dass ihr Vater sie als Kind zweimal missbraucht hatte. Der Chefarzt hatte zuvor vertieft nachgefragt, wie während der Kindheit das Verhältnis zum Vater gewesen sei. Gleichzeitig mit den Tränen und der Aussage über den Missbrauch normalisierten sich Blutdruck und Puls wieder.

Das ist ein Beleg, wie das »Sich-von-der-Seele-Reden« entlastend wirken kann. Der Arzt bezeichnete die Entwicklung, wie sich die Erinnerung an ein früheres Trauma im Bewusstsein anbahnt, *Inkubation,* und dann das klare Erkennen des Traumas, das beim Namen genannt wird, *Thematisierung.* Er verglich das mit einem diffus aufsteigenden Durstgefühl (die Inkubation) und dann schließlich der Äußerung: »Ein Bier!« (die Thematisierung).

Begriffe, Gegenstände und Personen, die im allgemeinen Sprachgebrauch positiv oder zumindest neutral bewertet sind, können bei manchen Menschen Trigger oder Auslöser für zunächst völlig unverständliche Reaktionen sein, wie die Beispiele zeigen. In der Eile des klinischen Alltags und aus mangelnder Fachkenntnis für derartige Probleme kann man nicht von einer raschen Klärung oder Therapie ausgehen. Aber das Wissen um die Möglichkeit tiefsitzenden Kummers als Ursache zunächst unerklärlicher Reaktionen schützt vor Missverständnissen und Ärger. Es kann die empathische Zuwendung erleichtern, die nicht auf die Kenntnis eines konkreten Leids angewiesen ist. Die richtigen Worte sind da meist schwer zu finden. Einfühlsame Gesten sind angebracht wie z. B. ein irgendwie verstehendes Nicken.

Bei der Krankenschwester im obigen Beispiel hatte sich der Blutdruck erhöht. Sie hatte weder etwas von dieser Kreislaufreaktion gemerkt noch gefühlt, wie emotional belastendes Material erwacht war. Wenn solche körperlichen Funktionsstörungen sich über einen längeren Zeitraum wiederholen und chronisch werden, können bleibende organische Schäden entstehen. Es wird dann ein rein organisches Krankheitsbild diagnostiziert und behandelt. Eine konkrete Veranlassung, nach weggeschobenen psychischen Traumatisierungen zu forschen, fehlt. Als Konsequenz für die Gespräche mit Patienten ergibt sich daraus, dass Beweggründe im Inneren des Patienten und ihr möglicher Stellenwert für das Krankheitsgeschehen oft nur mehr oder weniger präzise für die Therapie berücksichtigt werden können. Der Königsweg ist eine einfühlsame, auf Sicherheit und Hoffnung ausgerichtete Kommunikation.

Es sind jedoch nicht nur Traumatisierungen, die im Bewusstsein vergessen zu sein scheinen und die in körperlichen Reaktionen eine Art bleibendes unbewusstes Gedächtnis aufbauen können. Auch intensive angenehme Erlebnisse können uns in vergleichbarer Weise *beeindrucken.*

WM-Fieber

Während telemetrischer Messungen zeichneten wir bei einer Versuchsperson vor dem Fernsehschirm weit überdurchschnittliche Steigerungen von Blutdruck und Herzfrequenz auf, als vor Anpfiff eines Fußballweltmeisterschaftsspiels die Nationalhymne erklang. Diese Person hatte wie die oben erwähnte traumatisierte Krankenschwester die Kreislaufreaktion nicht gespürt und konnte sich auch nicht an ein prägendes Ereignis erinnern. Erst als ein halbes Jahr später ein Kriegskamerad die Erinnerung an die gemeinsam verbrachte Zeit in der Soldatennationalmannschaft ins Gedächtnis rief, merkte die Versuchsperson »die Gänsehaut im Nacken wie damals«.

Unangemessene Äußerungen von Therapeuten

Ungeschick auf beiden Seiten

Der Nestor der deutschen kardiologischen Rehabilitation, Prof. M. Halhuber, hatte Probleme mit seiner Schulter. Bei ungeschickten Bewegungen sprang sie immer wieder aus dem Gelenk, was man habituelle Schulterluxation nennt. Mit 60 fasste er den Entschluss zur Operation – ein größerer Eingriff, eine sogenannte Dreh-Osteotomie. Er beauftragte seine Sekretärin, einen Operationstermin bei dem Orthopäden Prof. Witt in München festzumachen. Wenige Tage vor dem Termin erinnerte die Sekretärin: »Am Montag ist Ihr Termin bei Prof. Witt im Krankenhaus A.« Halhuber war erstaunt. Er wollte zu dem Orthopäden Prof. Witt im Krankenhaus B., hatte das aber weder klar gesagt noch später die Verabredung kontrolliert. Zu der Zeit gab es an zwei Münchner Orthopädieabteilungen Chefs mit demselben Nachnamen Witt. Halhuber korrigierte die irrtümlich gefasste Entscheidung nicht. Als er im Krankenzimmer die Visite von Prof. Witt erwartete, war er überzeugt, Witt würde sagen: »Alles Routine, Halhuber. Kein Problem.« Doch Witt äußerte sich skeptisch: »Wollen Sie sich das wirklich machen lassen?« Halhuber bekam einen Schreck. Der Schreck ließ erst nach, als eine junge hübsche Narkoseärztin kam, um ihn über die Narkose aufzuklären. Doch auch sie sagte gleich: »Wollen Sie sich wirklich operieren lassen?« Als Halhuber allen Mut zusammennahm und »Ja« sagte, erwiderte die Ärztin treuherzig: »Na ja, sterben müssen wir alle.« Es wurde richtig makaber, als die Ärztin auch noch anfügte: »Sie halten doch in Innsbruck immer die EKG-Kurse für Ärzte. Da wollte ich auch immer schon mal teilnehmen – als Narkoseärztin sollte man vielleicht doch etwas mehr vom EKG verstehen ...« (bei der Narkoseüberwachung liefert die fortlaufende EKG-Aufzeichnung lebenswichtige Informationen). Die Operation verlief schließlich erfolgreich.

Halhuber erzählte diese Geschichte häufig und zeigte danach immer ein kleines Röntgenbild mit viel Metall im Oberarm. Er gab mir gern die Erlaubnis, über seinen Fall zu berichten. Ich glaube, das Sprechen über die entmutigenden und makabren Erfahrungen im Vorfeld seiner Operation hat es ihm erleichtert, die Verunsicherung allmählich abzubauen. Hätte der Patient sich sorgfältiger um die Operationsvorbereitungen gekümmert, wäre er zu jemandem gekommen, zu dem er mehr Zutrauen gehabt hätte. Vielleicht wären die Gespräche beruhigender gewesen.

Die bisherigen Beispiele haben gezeigt, wie Äußerungen von Therapeuten ungewollt oder sogar in guter Absicht belastende Gefühle in Patienten auslösen können. Leider kommt es aber auch vor, dass manche Äußerungen grob und verletzend sind, also damit auch eindeutig unhöflich.

Ich möchte mich nicht damit aufhalten, *warum* professionelle Helfer garstig sein können. Mir geht es auch um Folgendes: *Wie* können zumindest höfliche Umgangsformen jedem Helfer zur zweiten Natur werden. Man ist dann gewissermaßen ohne Anstrengung automatisch höflich, auch wenn man nicht in bester Stimmung ist.

Anrufbeantworter antwortet nicht

Zufällig trafen wir bei einem Bergfest das Urlauberehepaar aus Münster. Sie sprachen uns an, weil sie bei unserer Unterhaltung das Wort Supervision aufgeschnappt hatten. Dann erzählten sie erregt ihre Geschichte: Vor einem guten halben Jahr waren sie mit 20 weiteren Passagieren auf einer litauischen Fähre plötzlich in einem Frühstücksraum eingeschlossen. Brandgeruch drang herein. Als die nur von außen zu öffnenden Türen aufgeschlossen wurden, waren die Rettungsboote schon überfüllt. »Ins Wasser springen und ertrinken oder auf dem Schiff ausharren und verbrennen?« – Das schienen die einzigen beiden Optionen zu sein. Das Ehepaar wurde aber gerettet. Sie suchten Hilfe in einer traumatherapeutischen Behandlung. Der Frau merkte man an, dass der Schreck ihr immer noch in den Knochen saß. Sie fühlte sich gedemütigt, weil sie von keiner Therapiepraxis eine Antwort erhalten hatte, nachdem sie ihr Hilfeersuchen auf den jeweiligen Anrufbeantworter gesprochen hatte. Die fehlende Rückmeldung hat die Patientin als Nichtbeachtung erlebt, was die Symptomatik ihrer Hilflosigkeit verschlimmerte.

Höflichkeit und Entgegenkommen, wie sie von jedem Hilfesuchenden erwartet werden können, kann man z. B. in einer Begrüßungsformel auf dem Anrufbeantworter ausdrücken, etwa: »Wenn Sie einen Therapieplatz suchen, kann ich Ihnen leider zurzeit keinen Platz anbieten. Meine Stunden sind alle belegt. Bitte wenden Sie sich an die Ärzte-, Therapeutenkammer, Krankenkasse ... Dort wird man Ihnen weiterhelfen.« Eine mögliche suggestive Unterstützung wäre: »Sie haben mit der Suche nach fachlicher (professioneller) Hilfe schon den ersten Schritt zu Ihrer Genesung getan. Ich wünsche Ihnen alles Gute.«

Himmel und Hölle

Beim Treppensteigen mit einem eingeschränkt belastbaren Bein soll man erst das voll belastbare Bein auf die nächsthöhere Stufe setzen und dann das weniger belastbare Bein nachsetzen. In einer orthopädischen Klinik in Polen will man diese Empfehlung den Patienten mit einem besonderen Merksatz vermitteln: »Gesundes Bein in den *Himmel*, krankes Bein in die *Hölle!*« Weniger martialisch wäre die Formulierung: »Gesundes Bein (geht) voran, das kranke folgt sodann.« (*Rhythmisierte Sätze* bleiben besser im Gedächtnis haften.)

Wer grün pinkelt, sieht rot

Der 46-jährige Mann wurde wegen einer in der Kniekehle gelegenen sogenannten Baker-Zyste operiert. Er wunderte sich, als danach der Urin grün aussah. Weder der Stationsarzt noch die Krankenschwester konnten ihm den Befund erklären. Der Patient gewann den Eindruck, dass die sich sogar über ihn lustig machten. Als der Urin weiterhin grün gefärbt blieb, wurde der Patient unruhig. »War das ein schlimmes Symptom?« Nach mehreren vergeblichen Versuchen gelang es ihm schließlich, den Operateur zu sprechen. Dieser fuhr ihn an: »Ja, wie stellen Sie sich das denn vor? So eine Zyste ist verzweigt. Wir markieren das mit einem Farbstoff, den scheiden Sie jetzt aus.« Für den Chirurgen war in jahrelanger Routine die Farbmarkierung und die anschließende Ausscheidung des Farbstoffs zur Selbstverständlichkeit geworden – eine Nebensächlichkeit, die man nicht extra erwähnen muss. Dies gilt aber eben nicht für den Laien, der jede physiologische Veränderung seines Körpers mit Schrecken wahrnimmt. Wie einfach wäre es für den Arzt gewesen, die schlichte Tatsache zum rechten Zeitpunkt mitzuteilen – ohne die vorangestellte vorwurfsvolle rhetorische Frage, die in ihrem Grundton dazu noch unhöflich und für den Patienten entwürdigend war. Das hätte allen Zeit und Nerven sparen können.

Bedrohliches Thema zum falschen Zeitpunkt

Eine Mutter kommt zum Vorgespräch bei einem Kinder- und Jugendpsychotherapeuten wegen Lernschwierigkeiten ihres 12-jährigen Jungen. Der Leiter der Ambulanz spricht *15 Minuten* mit Mutter und Kind. Das ausführlichere Gespräch wird anschließend mit einem Assistenten geführt. Die Mutter betritt erregt und mit unterdrückten Tränen das Zimmer des Assistenten. Sie ist krebskrank und hat Lebermetastasen. Der Ambulanzleiter hatte in den knappen 15 Minuten die Frau von sich aus darauf angesprochen, ob sie sich über die Zukunft ihres Kindes Gedanken gemacht habe, wenn sie sterbe. Die Frau sieht frisch und gesund aus. Sie wird onkologisch gut betreut.

Wie hätte der Ambulanzleiter in dem zeitknappen Vorgespräch verfahren können, ohne die Frau zu belasten? Wie hätte er sie sogar ermutigen können?

Zunächst hätte er Aussagen treffen und Fragen stellen können, die Sicherheit und Zuversicht anregen, z. B.: »Sie machen sich Sorgen wegen Ihres Kindes. Sie suchen uns auf und setzen Ihre Hoffnung darauf, dass wir helfen können. Die Probleme Ihres Sohnes haben heute viele Kinder (*Entlastung* der Mutter). Wir kennen diese Probleme in unserer Praxis (*Sicherheit*, an der richtigen Stelle zu sein). Die Hilfe, die wir anbieten können, hat sich bei ganz vielen Kindern bewährt. Sie gehen jetzt bitte in das Zimmer 4 zu meinem Mitarbeiter, der auf die Problematik Ihres Kindes spezialisiert ist. Er wird mit Ihnen die weiteren Schritte besprechen (konkreter, weiterer Schritt – *Zukunftsorientierung*). Gibt es sonst noch etwas, das Sie jetzt mit mir besprechen wollen? (Mit dieser Frage kann die Frau selbst entscheiden, ob sie über ihre Krebserkrankung sprechen möchte oder über etwas anderes.) Dass Sie fachliche Hilfe für Ihren Sohn aufsuchen, ist schon der erste Schritt zur *Besserung* der Beschwerden. (Hoffnung. Suggestion *Besserung*).«

Psychoonkologie

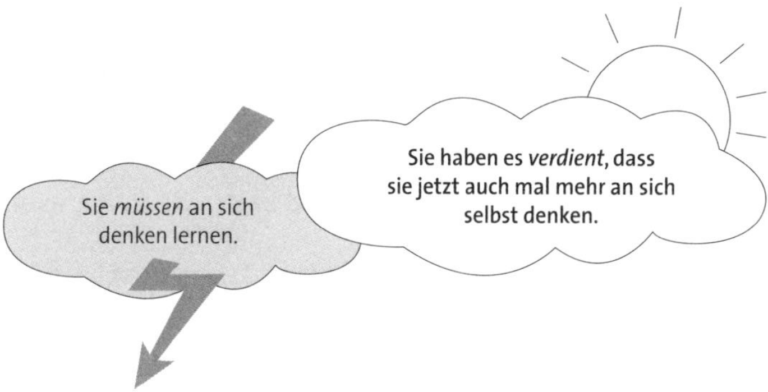

Es gibt Karzinompatienten, die in einer psychologischen Therapie schlechte Erfahrungen gemacht haben und wegen dieser traumatisierenden Erlebnisse Hilfe suchen. Sie klagen dann oft darüber, dass sie sich vom Psychologen in eine Schuldecke gedrängt fühlen. Die Psychologen würden sagen und darauf hinarbeiten: »Sie *müssen* Nein sagen lernen. – Sie *müssen* mehr an sich denken. – Sie *müssen* Aggressionen gegen den Vater aufkommen lassen, den sie mit so viel Selbstaufgabe bis zu seinem Tod gepflegt haben.« Was die Patienten verstehen, sieht dann aber so aus: »Ich habe *alles falsch* gemacht. Ich bin *selbst schuld,* dass ich krebskrank geworden bin. Was hat mein Leben noch für einen Sinn, wenn meine große Sorge um andere Menschen so falsch war? Ich liebe doch meinen verstorbenen Vater – warum soll ich Aggressionen empfinden?«

Ungeachtet dessen, dass es keinen seriösen wissenschaftlichen Beleg dafür gibt, dass die *Selbstaufopferung für andere* das Auftreten von Krebs begünstigt, kann man als Therapeut doch den Eindruck gewinnen, dass es für den Patienten gut wäre, wenn er oder sie sich selbst mehr in den Mittelpunkt ihrer eigenen Fürsorge stellen würden. Das sollte man jedoch nicht mit einem *Muss* vermitteln, sondern damit, dass man nach allem, was der Patient durchgemacht hat, jetzt auch das *Recht* hat, sich nicht mehr ausschließlich um andere zu sorgen. Vielmehr hat man es *verdient,* sich jetzt einmal ganz um sich selbst zu kümmern. Nun *müssen die anderen* Verständnis zeigen, wenn der Patient sagt: »Nein, ich kann nicht kommen.«

Als helfende Formulierungen haben sich bewährt: »Das Überwinden der Krankheit kostet viel Kraft. Aber auch die Bewältigung schlimmer Gedanken kostet Kraft. Es ist deshalb ganz natürlich, wenn man sich müde fühlt. Die Müdigkeit zeigt, dass die Natur sagt, was sie braucht – nämlich Ausruhen. Die Gedankenarbeit, die Sie leisten, ist wie Hochleistungssport. Da braucht man ausreichend Regenerationszeit in schöner Umgebung.« Von Sigmund Freud, der mehr als 10 Jahre an einem Mundbodenkrebs litt, ist die Aussage überliefert, wir würden die meiste Zeit nicht an dem Krebs leiden, sondern an den dunklen Gedanken, die wir uns machen.

Oft klagen die Patienten, sie könnten sich nichts mehr merken, und fragen, ob die Krankheit auch das Gehirn krankgemacht habe. Diese Befürchtung kann man gut begründet *umdeuten:* »Das Gegenteil ist der Fall: Ihr Gehirn funktioniert sehr gut. Es hat so viel Arbeit mit der Überwindung der Krankheit *geleistet,* da setzt es wie ein guter Manager seine Prioritäten. Was nicht unbedingt jetzt wichtig ist, wird zunächst automatisch zur Seite geschoben. Sie dürfen sich wirklich etwas gönnen. Was Sie durchgemacht haben, auch wenn Sie darauf gern verzichten könnten, hat Sie nicht nur ärmer, sondern *auch reicher* gemacht. In Ihnen steckt mehr, als Sie vielleicht gedacht haben. Es gibt heute nicht mehr so viele Menschen, die sich wie sie für andere abrackern. Sie haben sich auf der mitmenschlichen Seite ein ganz schönes Guthaben angelegt – jetzt dürfen Sie davon für sich auch etwas nehmen. Das haben Sie sich verdient. Die Zukunft kann niemand voraussagen, aber ihre Chancen sind gut, vielleicht sogar besser als bei den vielen sogenannten Gesunden, denn Sie haben Erfahrungen gesammelt im Umgang mit Krankheit und Leid.«

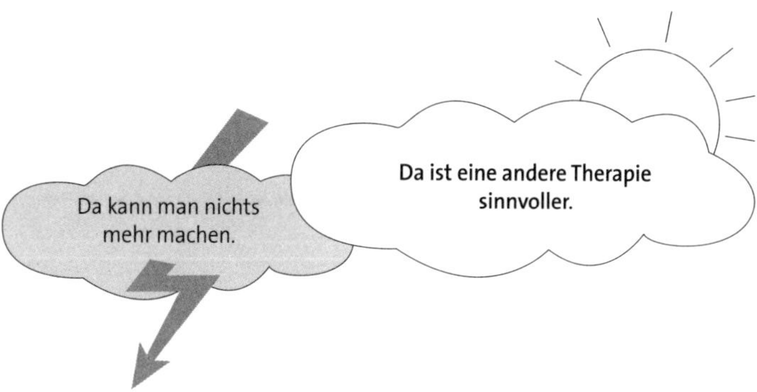

Patienten sind oft niedergeschlagen, wenn sie beispielsweise vom Herzchirurgen das Urteil bekommen: »Da können wir nichts mehr machen.« Korrekterweise müsste der Chirurg sagen: »Für Sie ist eine medikamentöse (oder andere) Therapie besser.« Wenn der Patient auf der Frage besteht, warum er nicht operiert werden soll, kann eine behutsame Antwort lauten: »Die Behandlung soll ja Ihre Herzbeschwerden verbessern. Wenn wir einen Bypass anlegen würden, würde das bei den Gegebenheiten wie bei Ihnen lange nicht so viel bringen, wie eine gute medikamentöse (oder andere) Therapie.« Auch im Arztbrief an den weiterbehandelnden Arzt, der dem Patienten oft ausgehändigt wird, sollte die Formulierung so gewählt werden, dass sie den Patienten nicht völlig entmutigt, wenn er sie zu Gesicht bekommt.

Eine kurze Ohnmacht

Der 35-jährige Mann war kurz ohnmächtig geworden. Sicherheitshalber suchte er die Krankenhausambulanz auf. Ihm ging es wieder gut. Alle Untersuchungen waren unauffällig. Er wollte gerade gehen, da hielt ihn die besorgte und resolute Krankenschwester fest mit den Worten: »Sie bleiben, sie sind doch wegen eines Schlaganfalls hier.« Natürliche müssen medizinische Fachleute auch an einen Schlaganfall denken, wenn jemand bewusstlos wird, d. h., sie müssen diese Diagnose wie auch andere ernsthafte Erkankungen sicher ausschließen. Sie stellen eine Art Arbeitsdiagnose, die es zu widerlegen gilt. Solche plakativen Bezeichnungen sind für die Krankenhausroutine sinnvoll, weil man gleich auf die wichtigste Richtung eingestellt wird. Für den Patienten können ungefilterte Krankenhausbegriffe jedoch bedrohlich wirken. Ihm bereitete die Äußerung der Krankenschwester einige schlaflose Nächte.

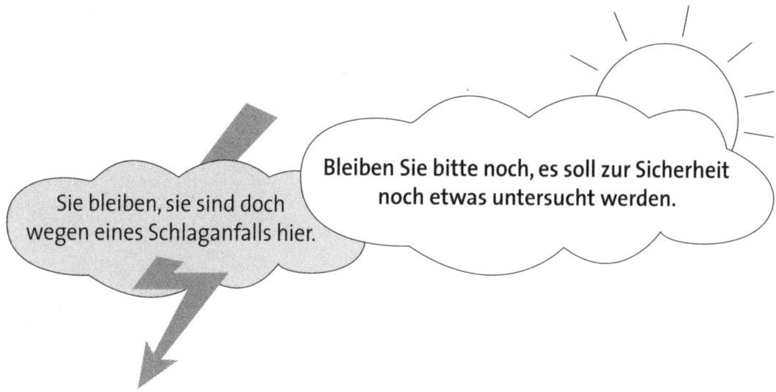

Der unreflektierte Gebrauch von medizinischer Umgangssprache

Wie in jedem Beruf gibt es auch im medizinischen Bereich Begriffe, die nur von Insidern verstanden werden, weil sie die Situation aus Zeitgründen verkürzt darstellen oder weil sie aus der Metaphorik entlehnt sind. Wenn man solche Begriffe unreflektiert äußert oder gar verschriftlicht, kann dies beim Patienten schwerwiegende psychische wie physiologische Folgen haben. Folgende Beispiele sollen diese Problematik verdeutlichen.

»Hirnschrumpfung«

Ein Professor für Philosophie, Anfang 50, wird wegen Ischiasbeschwerden mit einem bildgebenden Verfahren untersucht. Als er in die Untersuchungsröhre hineingeschoben wird, sagt die Krankenschwester routinemäßig: »Jetzt bitte nicht husten.« Der Professor hatte keinen Husten, aber der Hinweis »nicht husten« führte zu einem Kratzen im Hals (»husten« wurde suggeriert. Das Gehirn unterdrückt »nicht«). Die Untersuchung lieferte Bilder von allen Körperregionen, nicht nur vom Ischiasbereich. Nach der Untersuchung warf ein junger Arzt in abgenutzten Turnschuhen einen kurzen Blick auf die Bilder und sagte: »Ihr Gehirn ist geschrumpft.« Im Laufschritt davoneilend, schob er nach: »Weniger als normal« (er meinte das wohl positiv, im Sinne von weniger als es üblicherweise verkleinert ist) und: »Sie sind ja schließlich kein Neugeborenes mehr.« (Das sollte wahrscheinlich bedeuten: Sie brauchen sich darüber nicht aufzuregen, nur bei Neugeborenen ist das Gehirn noch ganz groß, also haben Sie einen Normalbefund).

Der Professor erzählte bei einem Vortrag diese Begebenheit als Appell für einen verbesserten Unterricht der medizinischen Fachberufe.

»Der überdrehte Linkstyp«

Wenn Patienten einen Anforderungszettel für die Untersuchung im Labor erhalten, werden auf dem Vordruck neben den persönlichen Patientendaten auch Daten über den Befund oder die Fragestellung aufgeführt. Die Mitteilung *überdrehter Linkstyp* bezeichnet einen speziellen Verlauf der Herzstromkurve und keine politische Einstellung. Ein Hinweis darauf, was die Bezeichnung bedeutet, kann Irritationen beim Patienten vorbeugen.

»Schrotschussschädel?«

Der ältere Herr war passionierter Jäger. Er, der immer sehr auf Etikette bedacht war, vergaß seine guten Manieren, stürmte ohne anzuklopfen in mein Zimmer, knallte mir den Anforderungszettel für die Röntgenabteilung auf den Schreibtisch und schnaubte: »Das lasse ich mir nicht gefallen. Wie kann das in

Ihrem Hause passieren. Ich verlange, dass Sie sofort die Stationsärztin herzitieren. Sie muss sich entschuldigen und dann entlassen Sie diese Frau.« Auf dem Röntgenzettel wurde eine Aufnahme des Schädels angefordert. Als Fragestellung stand nur »*Schrotschussschädel?*« Ich konnte dem Patienten erklären, dass die Röntgenaufnahme zeigen sollte, ob Knochenabbauprozesse nachweisbar sind. Bei dem vorliegenden Krankheitsbild, einem Plasmozytom, können diese Veränderungen am knöchernen Schädel auftreten. Man nennt das Osteolysen. Ihre fleckige Verteilung sieht so aus, als ob der Knochen von einer Schrotladung getroffen sein könnte. In der medizinischen Fachsprache bedient man sich häufig solcher bildlichen Sprache. Der Patient ließ sich von meinen Ausführungen nur teilweise beruhigen. Er meinte, wenn die Ärzte sich untereinander mit so beleidigenden Begriffen verständigen müssen, werfe das kein gutes Licht auf den Berufsstand. Man habe doch so schöne lateinische Bezeichnungen, ob denn die Ärztin kein Latein gehabt habe.

In der Fachsprache verwendete umgangssprachliche Begriffe erhalten eine andere Bedeutung, ohne für den Laien die ursprüngliche Bedeutung in der Alltagssprache zu verlieren. Bei potenziell kränkenden Begriffen muss man sich in die Gedankenwelt der Patienten hineinversetzen können, um diese Begriffe zu meiden. Es bietet sich an, auf die lateinische Terminologie auszuweichen. Dazu ein weiteres Beispiel.

Hodenentfernung

Auf dem Verlegungsbrief unserer chirurgischen Abteilung las ich als Diagnose: »*Semikastratio rechts* nach Hodenkarzinom«. Wie fühlt man sich, wenn man schriftlich von einer Universität bescheinigt bekommt: »Du bist jetzt ein Halbkastrierter«?

Auch dieses Beispiel unterstreicht, wie man im routinemäßigen Gebrauch des Fachjargons das Gespür für potenziell kränkende Wörter verlieren kann. Im vorliegenden Beispiel hätte man nur den Fachbegriff *Orchektomie* zu verwenden brauchen oder die deutsche Bezeichnung *Hodenentfernung*.

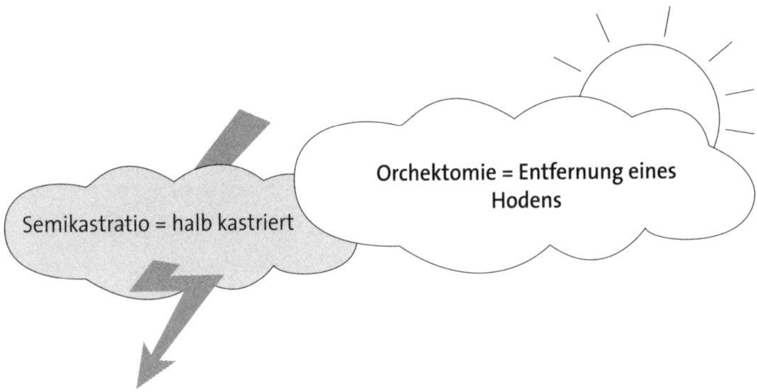

Laborkontrolle

Bei der Visite fällt auf, dass die Laborwerte nicht so richtig zu den anderen Befunden und dem klinischen Bild passen. Es wird eine erneute Laboruntersuchung angeordnet. Dies ist an sich nichts Besonderes – die mit den Laboranalysen erfassten Messgrößen unterliegen den natürlichen Schwankungen des biologischen Substrats, z. B. Abhängigkeit von Tageszeit, Ernährung und überhaupt vom allgemeinen Gesundheitszustand. Wenn abweichende Laborwerte nicht ins allgemeine Bild passen, hat sich in der klinischen Routine die für Patienten missverständliche Ausdrucksweise eingebürgert: »Wahrscheinlich ein Laborfehler.« Das ist ein Kürzel, das eigentlich bedeutet: »Diese Laborbefunde bewerte ich nicht sehr stark für meine Einschätzung der Situation. Ich lasse eine Verlaufskontrolle durchführen, die ohnehin meist routinemäßig ansteht.« – Der Patient nimmt nur wahr: »Fehler!« Wenn er wie so häufig technikgläubig ist, wiegt der Fehler besonders schwer. Die Technik muss fehlerfrei arbeiten. Der Patient wird dann nicht nur gegenüber der Technik verunsichert, sondern auch gegenüber den Ärzten und allen Spezialisten des Systems. Vor diesem Hintergrund sollte das Wort Laborfehler im klinischen Sprachgebrauch nicht verwendet werden. Der Begriff ist auch vollkommen verzichtbar, denn man muss nur einfach aussprechen, was geschehen soll, also z. B. darum bitten, den Verlauf der Laborwerte zu kontrollieren.

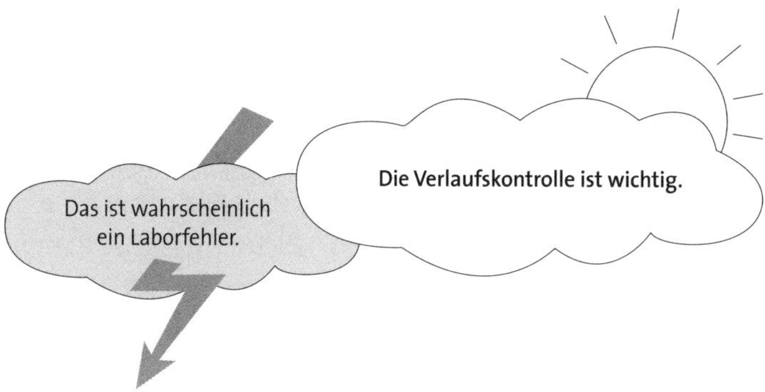

Gut gemeint – schlecht gelaufen

»Das Gegenteil von gut ist gut meinen.«
Sprichwort

Diese zutreffende wie simple Wahrheit gilt für alle Berufssparten, ganz besonders für Führungspersonal, aber nirgendwo hat sie so fatale Auswirkungen wie im medizinischen Bereich – dort, wo Ärzte Leben retten, Leiden lindern oder einfach nur Gutes tun wollen. Doch immer wieder kommt es vor, dass sie ihre Worte ungeschickt wählen und gar nicht merken, wie sie damit Patienten verunsichern und gar verletzen können, sogar Lebenswilligen den letzten Mut nehmen, also genau das Gegenteil von dem bewirken, was sie erzielen wollen. Der Behandelnde, der Arzt, das medizinische Fachpersonal muss sich stets bewusst sein, dass Menschen, die durch Krankheit stark belastet sind, einen veränderten Bewusstseinszustand erleben und zwangsläufig veränderte Reaktionen zeigen. Das bedeutet, dass der Patient gesundheitsgefährdende Risiken nicht mehr sachlich kühl einschätzen kann, sie entweder schönredet oder als lebensbedrohlich erlebt. Hier ist die gute Absicht des behandelnden Arztes zu wenig. Fachkenntnisse, und zwar spezifische, detaillierte und für den Patienten nachvollziehbare Informationen sind nötig. Früher bewährte, allzu häufig gebrauchte Beschwichtigungsrituale oder verharmlosende Floskeln greifen beim aufgeklärten Patienten heute nicht mehr oder nur unzureichend.

Die folgenden Fallbeispiele können dem behandelnden Arzt hilfreiche Anregungen in der Kommunikation mit seinem Patienten geben und ihn vor der Gefahr bewahren, in die oben erwähnte Falle zu tappen: »Gut meinen ist das Gegenteil von gut.«

Bei Anruf Panik

Die Patientin hatte sich im Abstand mehrerer Wochen je einer Augenoperation (Implantation einer künstlichen Augenlinse) unterzogen. Die erste Operation wurde komplikationslos abgeschlossen. Während des zweiten Eingriffs traten heftige Schmerzen auf. Die Operation selbst verlief »regelhaft«, wie die Mediziner sagen. Am Tag nach der Operation rief der Augenarzt bei der Patientin an und fragte nach ihrem Befinden. Doch die Patientin reagierte panisch. »Ach Gott, warum rufen Sie an, ist bei der OP doch etwas schiefgegangen? Haben die Schmerzen bei der OP doch was zu bedeuten?«

Der Arzt hätte der Patientin den Schrecken durch den unerwarteten Anruf ersparen können. Er hätte sogar das heilsame Gefühl von Sicherheit und Geborgenheit vermitteln können, hätte er sofort nach dem Eingriff (die Schmerzen waren zurückgegangen) gesagt: »Es ist *alles in Ordnung*. Es tut mir leid, dass es diesmal für Sie doch schmerzhafter war, aber es ist *alles in Ordnung*«. Die Wiederholung des Positiven verstärkt die gewünschte suggestive Wirkung. »Ich gebe Ihnen *nur zur Sicherheit* meine Telefonnummer. Sie können mich *jederzeit anrufen*, wenn Sie eine *Frage* haben.«

Entscheidend ist in diesem Zusammenhang das Wort »Frage«. Würde das Anrufangebot lauten »wenn Sie Beschwerden oder Schmerzen haben«, können diese Wörter wie ein Trigger wirken, der bei der Patientin die Vorstellung von »Gefahr« und die entsprechende Reaktion erzeugt.

Darüber hinaus hätte der Arzt seinen Anruf unbedingt ankündigen und begründen müssen: »Ich würde mich gerne erkundigen, ob die *Schmerzen vollständig abgeklungen* sind.« Auch den Zeitpunkt seines Anrufs hätte er präzisieren sollen, um banges Warten zu vermeiden: »Wann kann ich Sie denn morgen erreichen? Ginge es zwischen halb zehn und zehn?« Je nach Situation kann der Arzt die Bedeutung des angekündigten Anrufs, bezogen auf die mögliche Reaktion der Patientin, weiter abschwächen, etwa mit der Bemerkung: »Das mache ich immer so.« Oder persönlicher: »Das mache ich gern für Sie.« Vielleicht auch mit einer weiteren positiven Suggestion: *»Die Heilung hat dann schon begonnen.«*

Mut machen, nicht drohen

Die Androhung negativer Konsequenzen bis hin zur Strafe wird häufiger eingesetzt, wenn man ein Ziel erreichen möchte, als positive Unterstützung, die viel eher geeignet ist, Mut zu machen und zu motivieren. Das beginnt bei der Kindererziehung: »Wenn du die Schulaufgaben nicht ordentlich machst, darfst du nicht mit deinen Freunden spielen.« *Derartige Androhungen* werden bis auf die Finanzpolitik der Europäischen Union ausgedehnt: Der Mitgliedsstaat, der die Neuverschuldung über 3 % seiner Produktionsleistung erhöht, wird von der EU ermahnt und muss mit Sanktionen rechnen. Dieses Denken drückt sich in der auf Erfahrung beruhenden Redensart aus: »Aus Schaden wird man klug.« Ähnlichkeit gibt es zu dem Ausdruck »Gebranntes

Kind scheut das Feuer«. Doch diese Sprüche führen zu unerwünschten Folgen, wenn man daraus gut gemeinte Drohungen gegenüber Patienten ableitet, die so harmlos klingen wie im nächsten Beispiel: »*Wir wollen ja nicht, dass das wieder passiert.*«

Diese Wenn-dann-Denkweise ist manchen Therapeuten fast zur zweiten Natur geworden und wird wie eine Leitlinie im klinischen Alltag umgesetzt. Dabei vergisst man, dass kranke und hilfsbedürftige Menschen zunächst schon genug »gestraft« sind, indem sie ihr körperliches und seelisches Leid konkret jetzt spüren. Das ist stärker als die Androhung: »Wenn Sie nicht Ihr Gewicht reduzieren, müssen Sie mit Spätschäden rechnen.« Außerdem verändert Krankheit die Wahrnehmung und Deutung aller Geschehnisse. Gewohnte Abwehrmechanismen können außer Kraft gesetzt sein. Drohungen lassen sich nicht mehr sachlich analysieren und vertrauten Kategorien zuordnen, sodass sie sich nicht auf ein emotional erträgliches Maß abmildern lassen. Kranken muss man zuallererst Mut machen und Hoffnung geben.

Nach einer Herzoperation

Der Patient musste sich einer Herzoperation unterziehen. Eine Herzklappe sollte rekonstruiert werden. Das operative Ergebnis war hervorragend. In der Rehabilitationsphase wurde der Patient von einem befreundeten Arzt angerufen, der auch psychotherapeutisch ausgebildet war. Der Arzt bot sein Ferienhaus an – zur allgemeinen Erholung nach dem Krankenhausaufenthalt. Um sein Angebot zu unterstreichen, fügte er hinzu: »Wir wollen ja nicht, dass das wieder passiert ...«

Der Patient rief mich kurz darauf in heller Aufregung an. Er hatte auf das Telefonat mit dem befreundeten Arzt panisch reagiert und war schweißgebadet, was ihm aber erst nach dem Anruf bewusst geworden war. »Dass das wieder passiert? Was soll das bedeuten? Re-Operation?« Ob er denn mit einer erneuten Operation rechnen müsse? Ich konnte den Patienten durch klare Aussagen schnell beruhigen.

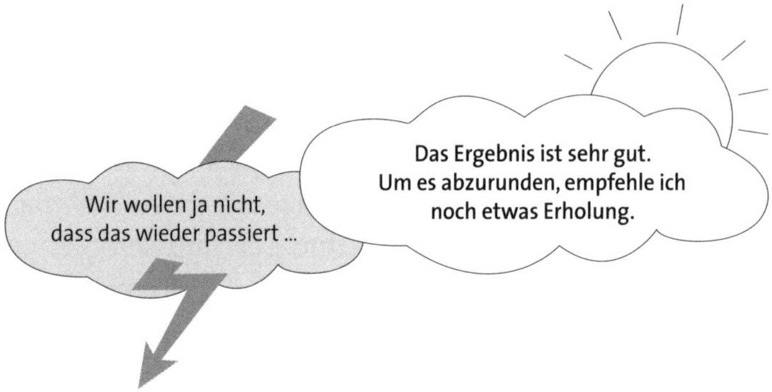

Vorschläge und Empfehlungen sollen klar sein. Die Verstärkung »Wir wollen ja nicht, dass …« ist als Information eine Selbstverständlichkeit, ein Gemeinplatz, der letztlich einen Hinweis auf die Unsicherheit des Anbieters gibt. Der betroffene Patient nimmt nur das Bedrohliche wahr. Der befreunde Arzt hätte zur Betonung nur sagen müssen: »Die Erholung tut dir gut.« Oder er hätte auf das Bedürfnis des Patienten, als Manager schnell wieder arbeiten zu können, eingehen können: »Das ist so ein schönes Operationsergebnis. Das freut mich für dich. In meinem Ferienhaus kannst du dich gut erholen, damit du schnell wieder fit wirst.

Nach einer Brustkrebsoperation

Eine Patientin mit Brustkrebs berichtete mir nach Ihrer Operation: »Meinen ganzen neuen Lebensmut hat der Doktor zerstört mit der Aussage ›Wir wollen hoffen, dass es so bleibt ...‹ Ist meine Krankheit doch bedrohlicher als gedacht, sodass mir nur noch die Hoffnung bleibt?«

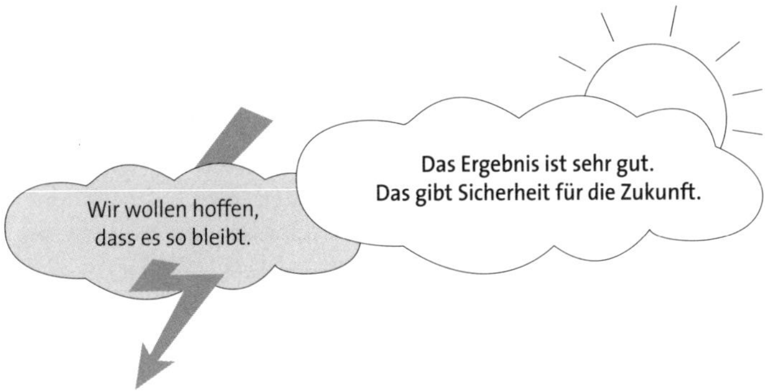
Wir wollen hoffen, dass es so bleibt.
Das Ergebnis ist sehr gut. Das gibt Sicherheit für die Zukunft.

Wie im vorigen Beispiel ist die Aussage »Wir wollen hoffen, dass es so bleibt« eine Selbstverständlichkeit, die aber von der Patientin als Drohung verstanden wird, denn der Arzt konnotiert damit sofort die Gefahr eines unvermeidlichen Rückfalls. Frauen, die im Frühstadium einer Brustkrebserkrankung operiert wurden und denen man eine ausgezeichnete Prognose im Krankenhaus bescheinigt hat, sind oft in einer Hochstimmung, wenn sie sich das erste Mal wieder dem niedergelassenen Arzt vorstellen. Sie erwarten, dass die gute Prognose auch von diesem Arzt bestätigt wird, denn in einer dunklen Ecke im Hinterkopf regt sich Zweifel am wirklich guten Ausgang.

Die ärztliche Einstellung (*Einstellung* und nicht *Aussage*) »Wir wollen hoffen ...« ist jedoch richtig, wenn sie dazu führt, dass man besondere Sorgfalt auf die Nachuntersuchungen legt, damit das gute Ergebnis *gesichert* wird. Man muss der Patientin diese Ausrichtung auf *Sicherheit* vermitteln.

Wer einmal stürzt ...

Ein Sportarzt war bei einer Bergwanderung gestürzt und hatte sich einen unkomplizierten Beinbruch und Platzwunden zugezogen. Der Arzt koordinierte selbst alle diagnostischen und therapeutischen Maßnahmen. Die Nachbetreuung führte er selbstständig durch. Zwei Söhne des Arztes waren ebenfalls Ärzte. Der eine ließ sich genau den Zustand schildern, und fragte insistierend, ob noch Funktionseinschränkungen bestünden und ob bei der Diagnostik wirklich an alle Eventualitäten gedacht worden sei. Das war sicher gut gemeint, doch was empfand der Vater? Er fühlte sich examiniert. Er unterdrückte einen aufsteigenden leichten Unmut. Als der Sohn merkte, dass der Vater nicht bereit schien, weitergehende sehr spezielle Untersuchungen durchführen zu lassen, verstärkte der Sohn den Druck: »Ich mache mir Sorgen, dass etwas Schlimmes passieren könnte. Wir hatten vorige Woche auf der Station einen Mann ...« Es folgte eine drastische Schilderung von Unfallfolgen. Der Vater konnte sich innerlich distanzieren von dieser verdeckten Drohung. Ihm ging durch den Kopf: »Typische Schwarzmalerei der ersten Berufsjahre, da weiß man noch nicht, dass das Häufige häufig ist und das Seltene selten.« Es blieb ein Gefühl von »ärgerlich bis lästig« zurück.

Der andere Sohn, der sich auch nach dem Befinden erkundigte und gleich daran dachte, dass der Vater sechs Monate später eine Trekkingtour geplant hatte, richtete seine Worte auf gute Heilung und Zukunft aus und sagte in Bezug auf die Tour: »Das wird bestimmt ein tolles Trekking. Du schaffst das!« Die

Aussage wirkte wie eine Aufbauspritze. Bedenken traten in den Hintergrund; mit der nun beginnenden Planung der Tour kam Vorfreude auf. Die Tour verlief später erfolgreich.

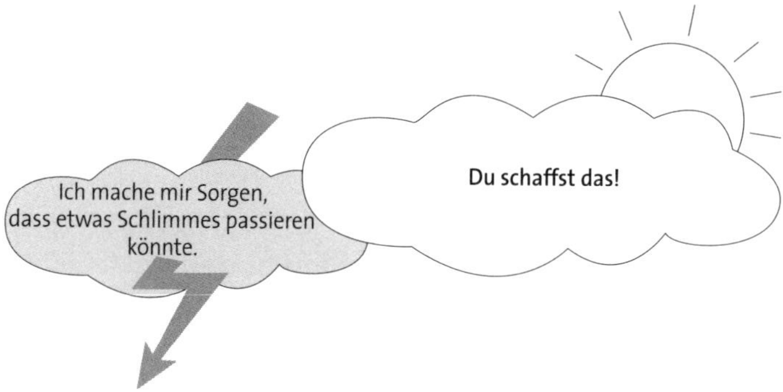

Flüchtige Halbseitenlähmung

In einer Medizinserie im Fernsehen fragte ein etwa 40-jähriger Mann, der eine flüchtige Halbseitenlähmung ohne Restsymptome überstanden hatte, mit sorgenvoller Miene den erfahrenen Professor, wie denn das alles jetzt weitergehe. Der Professor lächelte gütig und erklärte mit sonorer Stimme, die umfassendes Wissen ahnen lässt, man müsse noch einige Spezialuntersuchungen durchführen. Und dann sagte er den unglücklichen Satz: »Wenn wir Glück haben, kommen wir mit Tabletten aus.« Was denn?! Bedeuten denn alle anderen therapeutisch vielleicht sinnvolleren Maßnahmen oder Empfehlungen (z. B. Operation oder auch Änderung des Lebensstils, Aufgeben des Rauchens) folgerichtig Unglück?

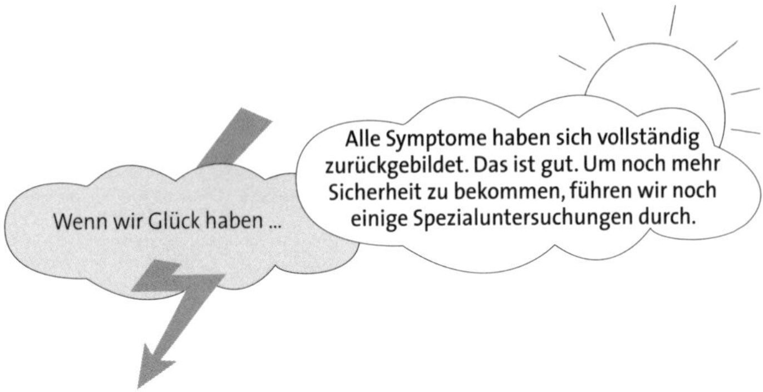

Wenn die vorgesehenen Spezialuntersuchungen ergeben sollten, dass eine Operation zur Eröffnung eines wesentlichen Blutgefäßes die eindeutig beste Therapie wäre, dann können die (vom Operateur häufig versprochenen) guten Zukunftschancen vom Patienten leicht angezweifelt werden, weil »wir« das erhoffte Glück, mit Tabletten auszukommen, eben nicht haben. Der Unsicherheit des Patienten hätte der Professor begegnen können mit der betonten Feststellung, dass alle Lähmungserscheinungen *abgeklungen* sind. Sicherheit zuerst – keine ungewisse Glückshoffnung.

Natürlich kann eine solche transitorische (schnell vorübergehende) Attacke der Vorbote eines großen Schlaganfalls sein. Das weiß jeder Mediziner, doch in diesem Moment darf er das Wissen für sich behalten, denn es kann dem Patienten schaden. Der Professor hätte sagen können: »Wir machen noch einige Spezialuntersuchungen« – möglichst mit *genauen Zeitangaben.* »Ich werde *anschließend in aller Ruhe* mit Ihnen alles besprechen« – auch das möglichst *mit Zeitangabe,* z. B. »übermorgen, Donnerstag, so gegen 11 Uhr, und werde *alles Weitere* mit Ihnen *genau* erörtern.« Die Formulierung »alles Weitere« hält offen, ob und welche unterschiedlichen Empfehlungen wie Medikamente, Operation, Ernährungsumstellung oder körperliche Aktivität noch folgen können. Wenn weitere Schritte erst noch geklärt werden müssen, sind zunächst *offene Formulierungen* zu wählen.

Der böse Zauber von Voraussagen

Eine 60-jährige Frau erzählte, sie werde sich nie wieder wahrsagen lassen. Als junge Frau habe ihr eine Wahrsagerin prophezeit, sie werde ein zweites Mal heiraten. Da vieles, was die Wahrsagerin gesagt habe, stimme, verfolge die Prophezeiung einer zweiten Ehe sie bis auf den heutigen Tag, nämlich dass ihr Ehemann sterben könnte. Diese Angst sei besonders heftig gewesen, als ihr Mann vor längerer Zeit eine schwere Lungenentzündung durchgemacht habe.

Die Aussagen professioneller Helfer werden von Patienten oft wie Wahrsagen empfunden. Kranke Menschen wollen ihre Zukunft wissen, wollen wissen, wie es weitergeht. Oft unterstützen Angehörige die »Wahrsagungen,« weil sie selbst daran glauben und sich entsprechend verhalten (siehe das unten folgende Beispiel »Der Prognose gehorchen«). So können sich Prophezeiungen selbst erfüllen.

Eine schwere Geburt

Das Arztehepaar kannte den Direktor der Universitätsfrauenklinik noch aus gemeinsamen Studentenzeiten; man war befreundet. Der Gynäkologieprofessor hatte die Schwangerschaft der Ärztin begleitet. Bei der Geburt kam es zu Komplikationen. Die Nabelschnur hatte sich um den Hals des Kindes gelegt, seine lebenswichtige Versorgung mit Blut war dadurch während der Geburt unterbrochen. Das Neugeborene hatte demzufolge schlechte Vitalwerte. Die intensivmedizinische Versorgung musste sofort eingeleitet werden. Der Vater des Kindes fragte seinen Studienkollegen, wie die Situation mit seinem Kind wohl ausgehen werde. Der Professor gab durch freundliches Nicken zu verstehen, dass man das Kleine schon durchbringen werde, und fügte dann den folgenschweren Satz hinzu: »Er wird nicht in der ersten Reihe sitzen.«

Das Kind erholte sich schnell. Das bedrohliche Geburtsereignis hatte keine eindeutigen bleibenden Schäden hinterlassen. Zwar gab es in den ersten Schuljahren Lernschwierigkeiten, die den Vater zu der Überlegung veranlassten, den Jungen vom Gymnasium zu nehmen. »Warum soll er sich so quälen beim Lernen? Er wird nicht in der ersten Reihe sitzen, hatte ja der Geburtshelfer gesagt«, ging dem Vater durch den Kopf.

Es kam anders. Der Sohn schaffte das Abitur ohne Sitzenbleiben. Und obwohl er zunächst Berufsfindungsschwierigkeiten hatte, schloss er in kurzer Zeit sein Hochschulstudium mit der Note »sehr gut« ab. Auch alle Zwischenprüfungen hatte er mit »Eins« abgelegt. Er promovierte auf einem zweiten Studiengebiet mit der Note »magna cum laude« und schrieb ein Standardwerk für den Wirtschaftsbereich. Erst jetzt traute sich der Vater, zu seiner Frau zu sagen: »Ich habe es nie erwähnt, was der Geburtshelfer gesagt hat: ›Er wird nicht in der ersten Reihe sitzen.‹« Dem erstaunten Mann antwortete seine Frau: »Mir hat er dasselbe gesagt. Ich habe das auch vor dir zurückgehalten. Wenn unser Sohn Schwierigkeiten hatte, ist mir diese schlechte Prophezeiung immer durch den Kopf gegangen.« Im nächsten Satz der Frau wird deutlich, wie eine schlechte Prophezeiung sich erfüllen kann – nicht, weil die Prophezeiung stimmt, sondern weil die handelnden Personen sich von der Prophezeiung in ihrem Verhalten bestimmen lassen. Sie sagte: »Als du damals nahe daran warst, ihn vom Gymnasium zu nehmen, ich mich dem aber widersetzte, hat mich das während seiner ganzen Schulzeit belastet. War es nur mein Ehrgeiz, den Jungen durchs Abitur zu bringen? Der Geburtshelfer hatte doch gleich gesagt, dass das Kind nicht in der ersten Reihe sitzen werde, und dieser Arzt ist eine Autorität. Ich machte mir manchmal Vorwürfe, nicht auf dich gehört zu haben, dem Kind andere, einfachere Formen der Schul- und Berufsausbildung zu ermöglichen.«

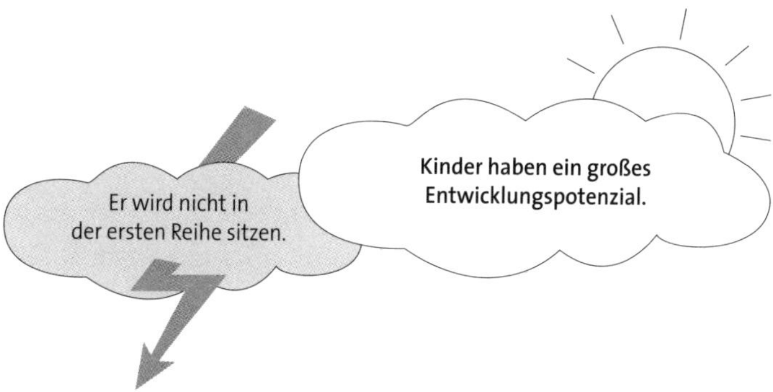

Das Arztehepaar hat über 30 Jahre gebraucht, bis die überwältigenden Fakten sehr guter Leistungen des Sohnes die schlechte Prophezeiung weitgehend auslöschen konnten. Wie hätte sich der jetzt fast 40 Jahre alte, lebensfrohe, sportliche, in seiner akademischen Laufbahn sehr erfolgreiche, im Umgang mit Menschen einfühlsame und in der Kommunikation so versierte Sohn entwickelt, wenn er z. B. in der 9. oder 10. Klasse vom Gymnasium genommen worden wäre?

Was hätte der Gynäkologieprofessor auf die Frage nach der Zukunft des Kindes nach der komplizierten Geburt sagen können? Die Situation war bedrohlich. Hoffnungsvolle Versprechungen, nur um zu beruhigen, können die Eltern noch stärker belasten, wenn die Hoffnung enttäuscht wird und ein merklicher Defekt bleibt.

In ungewissen Situationen ist Ehrlichkeit besonders wichtig. Eine sichere Aussage über die Entwicklungschancen des Kindes war zu jenem Zeitpunkt nicht möglich. Die Aussage des Experten muss sich an der Frage orientieren: Wie kann die Verunsicherung der Eltern gemildert werden? Die Antwort lautet: durch Benennen des faktisch Sicheren. Der Arzt hätte sagen können: »Das Kind hat die kritischste Situation hinter sich. Auf der Intensivstation ist es an einem *sicheren* Ort. Es atmet spontan; das ist ein *gutes* und *sicheres* Lebenszeichen. Kinder haben ein *enormes Potenzial,* sich zu *entwickeln*«. Für suggestiv Geübte und wenn es die Situation erlaubt, kann man anfügen: »Sie brauchen sich jetzt *um nichts weiter* zu kümmern. Sie können nun alles *geschehen lassen.* Das Kind ist in *besten Händen. Ruhen* Sie sich ein wenig aus und *träumen* Sie wie *Kinder,* die am Strand liegen und deren Blicke mit *den Wolken ziehen.*«

Hoffnungsvolle Prognosen äußern

Die von einer Fachperson ausgesprochene Prognose hat immer etwas Magisches, besonders wenn es sich um eine schlechte Prognose handelt, die das Ende des Lebens ins Bewusstsein ruft. Meist fragen die Angehörigen nach der Prognose, Patienten fragen seltener. Ehrlicherweise können wir die Prognose nie genau terminieren. Bei einem lebensbedrohlichen Krankheitsbild antworte ich auf die Frage »Wie lange wird die Mutter noch leben?« zunächst mit der Rückmeldung, dass ich die Sorge, die in der Frage liegt, erkannt habe. Zum Beispiel könnte man sagen: »Das macht Sie schon sehr traurig. Wir tun alles, um Ihrer Mutter Linderung zu verschaffen.« Wenn die Angehörigen insistieren und einen Zeitpunkt genannt haben wollen, sage ich: »Ich weiß es nicht. Wir müssen immer damit rechnen, dass es sehr schnell gehen kann. Ich selbst konzentriere mich immer auf den Augenblick. Die Zukunft liegt nicht in unserer Hand.«

Manchmal ist es notwendig, die Richtung der Prognose auszusprechen, wenn Wichtiges noch rechtzeitig erledigt werden muss, z. B. Erbangelegenheiten, Versöhnung, Abschiednehmen oder eine Reise. Um in solchen Situationen so etwas wie Hoffnung zu vermitteln, erzähle ich meist ein Beispiel von Menschen, die ihre glücklichsten Stunden am Ende ihres Lebens hatten (siehe das unten folgende Beispiel »Sterben im Kreis der Familie«).

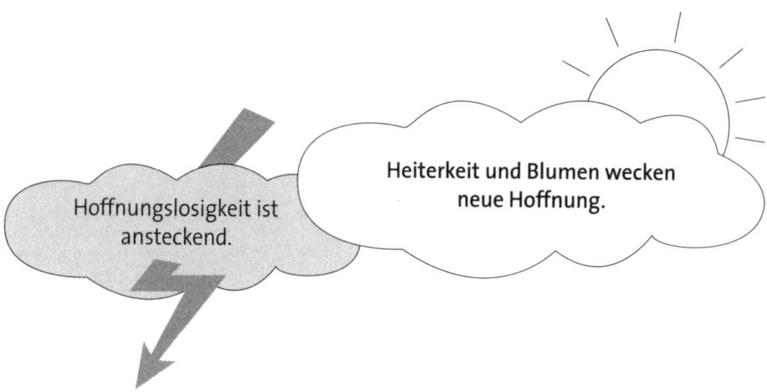

Bartens (2011) schreibt, Clifton Meador von der Vanderbilt-Universität habe gesagt: »Schlechte Neuigkeiten fördern schlechte Physiologie.« Es folgt der Bericht über einen Krebspatienten:

Der Prognose gehorchen

»Der Kranke, seine Familie und seine Ärzte glaubten, dass er nur noch kurze Zeit zu leben hatte. Der Kranke hielt sich an die Prognose und starb wenige Wochen später. Als der Leichnam untersucht wurde, war der Tumor klein geblieben und hatte keine Metastasen gebildet.«

Es wird dann wieder Meador zitiert: »Der Mann starb nicht an Krebs, sondern daran, dass er glaubte, an Krebs zu sterben.« Skeptiker werden einwenden, aus der Tumorgröße könne man nicht zwingend die Überlebenszeit ableiten. Wie dem auch sei, auf jedem Fall hat das trauernde und Abschied nehmende Verhalten seiner Familie die letzten Lebenswochen des Kranken überschattet.

Sterben im Kreis der Familie

Ganz anders gestalteten die nächsten Angehörigen eines Nierenkrebspatienten die Wochen vor seinem Tod. Im Krankenzimmer wurden immer frische Blumen aufgestellt. Schöne gemeinsame Erlebnisse wurden in Erinnerung gerufen, auch lustige, so jenes Skilaufen, als die Mutter erstmals die neue weiße Skihose trug und gleich beim ersten Schwung in einen jauchigen Misthaufen stürzte. Daraus hatte sich in der Familie ein geflügeltes Wort für bestimmte Geruchsqualitäten entwickelt: »das Après Ski Landparfüm«. Als jetzt im Krankenzimmer das Stichwort fiel, lachten der Patient und alle Anwesenden. Ich erhielt später einen Brief von der Witwe, darin schrieb sie, die letzten Wochen mit ihrem Mann und der Familie seien sehr schön gewesen. Man habe so viel gelacht, sicher manchmal auch geweint. Ihr Mann sei so friedlich eingeschlafen, ja eigentlich richtig heiter.

Nicht aufgeben, auch wenn es hoffnungslos scheint

Ein gesund wirkender 40-jähriger Mann spazierte auf die kardiologische Intensivstation der Heidelberger Universitätsklinik. Ich hatte gerade Dienst. Er übergab mir eine Röntgentüte mit einer Magenaufnahme. Er war wegen Magenschmerzen geröntgt worden. Als der Film aus dem Entwickler kam, schickte der Radiologe den Patienten mit dem Bild sofort zu uns in die Kardiologie. Der Patient kam ahnungslos, denn der Radiologe hatte nur gesagt, dass er sofort die Kardiologie aufsuchen solle – er erhielt also kein Hinweis auf das Warum. Die meisten Menschen würden wohl fragen, was denn für ein Befund vorliege, der eine umgehende Untersuchung in der Kardiologie notwendig mache. Nicht so der Patient, was zu seiner Unbekümmertheit passte, durch die er seine ausgeprägte Kurzatmigkeit überhaupt nicht registrierte, wie ich bei der Aufnahme feststellte. Er hatte lediglich ein Magendrücken bemerkt, was der Anlass zu dem Röntgenbild gewesen war. Auf dieser Aufnahme sah man einen Teil des krankhaft verbreiterten Herzschattens. In den von uns veranlassten Herzaufnahmen sah man ein allseits mächtig vergrößertes Herz. Es reichte bis an die seitliche Brustwand. Alle diagnostischen Verfahren brachten keinen eindeutigen Befund. Herzmuskelbiopsien wurden damals in Heidelberg noch nicht durchgeführt; sie hätten möglicherweise auch keinen behandlungsrelevanten Durchbruch gebracht, wie aus dem anschließend geschilderten Fallbeispiel hervorgeht. Der Patient verweilte fast vier Monate auf der Intensivstation. Alle therapeutischen Bemühungen blieben erfolglos. Dem Patienten ging es zunehmend schlechter. Als Arbeitsdiagnose hatte man eine sogenannte Fiedlersche Myokarditis angenommen. Der Oberarzt gab den Patienten auf: »Da ist nichts mehr zu machen.«

Ich fragte, ob ich hoch dosiert Cortison einsetzen dürfe, und bekam zur Antwort: »Das bringt auch nichts, aber da kann man eh nichts mehr falsch machen – also, wenn sie wollen ...« Den Angehörigen war bedeutet worden, dass der Patient bald sterben werde. Der Patient muss aus dem Verhalten des Personals und seiner Verwandten die schlechte Prognose gespürt haben. Angemerkt hat man ihm nichts. Zu aller Erstaunen bildete sich das vergrößerte Herz auf Normalgröße zurück. Der Patient wurde in gutem Gesundheitszustand entlassen. Ob die glückliche Wende den Cortisongaben zu verdanken war, bezweifelte der Oberarzt. Ich glaube auch, dass es wahrscheinlich zu einer Spontanremission kam.

Schlussfolgerung: Eine schlechte Prognose, die dem Patienten vom Personal und von Verwandten unreflektiert kommuniziert wird, und die sich durch die Verschlimmerung der Symptomatik zu bestätigen scheint, schließt nicht aus, dass selbst in einer aussichtslos erscheinenden Situation wie durch ein Wunder eine erstaunliche Besserung eintreten kann.

Im vorliegenden Fall hatte ich allerdings nicht den Eindruck, dass der psychologisch nicht professionell reflektierte Umgang mit dem Patienten Kummer und Leiden verstärkt hatten, was wohl dessen Unbekümmertheit zu verdanken war.

Keine Wiederbelebung vorgesehen

Einen ähnlichen Fall habe ich 20 Jahre später erlebt. Dem Patienten ging es zunehmend schlechter (bei ihm wurden mehrere Herzbiopsien durchgeführt – ein eindeutiges therapeutisches Vorgehen ergab sich daraus nicht). Nach sehr gründlicher Abwägung der Befunde in der Ärztekonferenz sprach alles dafür, dass der Patient bei einem Herzstillstand durch Wiederbelebungsmaßnahmen keine lebenswerten Überlebenschancen haben würde. In einem langen, ergreifenden Gespräch bereitete ich die Ehefrau auf die bedrohliche Situation vor und ließ mir ihre Einwilligung geben, dass bei einem Herzversagen keine Reanimation eingeleitet wird. Ich fügte hinzu, dass man dann, wenn man sich selbst nichts vormache, was das Schlimmste betrifft, dass man dann hoffen dürfe – und ich hätte noch nie die Hoffnung aufgegeben. Der Patient erlitt keinen Herzstillstand. Der schwerwiegende Befund bildete sich bis auf eine Resteinschränkung zurück. Der Patient organisierte seine Steuerkanzlei neu, die er bis heute leitet.

In 35 Berufsjahren habe ich nur zweimal solche unerwartet glücklich endenden Krankheitsverläufe erlebt. *Auch wenn die Sachlage hoffnungslos ist, machen diese Beispiele Mut, die Hoffnungsfähigkeit zu bewahren.* Das spürt dann auch der Patient, weil er *sicher* sein kann, dass er auch in kritischsten Situationen nicht allein gelassen wird.

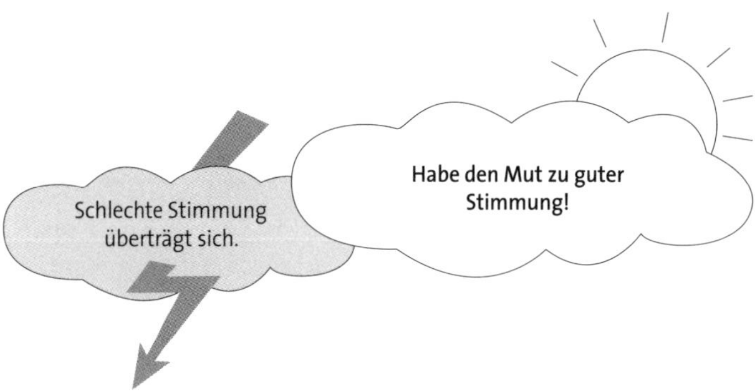

Ach, mein armes Hundchen!

Meine Frau hatte unseren Dackelwelpen am Morgen impfen lassen. Ich begrüßte den Hund abends mit: »Ach, mein armes Hundchen.« Hinkend kam er mir entgegen, warf sich auf den Rücken und winselte. Meine Frau schüttelte den Kopf: »Spinne ich? Den ganzen Tag ist er munter herumgesprungen bis jetzt.«

Hundebesitzer kennen solche Reaktionen. Natürlich verstehen die Tiere keine Sprache, wohl aber verspüren sie die Stimmungen, die von den Menschen ausgehen. Ich bin mir sicher: Wäre ich in die Wohnung gestürmt und hätte gerufen »Komm, Gassi! Wo ist das Bällchen?«, hätte der Hund laut gekläfft und wäre mit wedelndem Schwanz aus der Tür gerannt.

Obwohl unser Verstand die Wortsprache versteht, nimmt unsere Seele genauso wie die Tierseele die Stimmung auf, nach der die Sprachmelodie klingt. – Doch Achtung bei der Verwendung von Tierbeispielen, wenn man seelische Reaktionen des Menschen erklären möchte! Wenn man einen solchen Vergleich mit dem Verhalten einer konkreten Person zieht, kann das sehr kränken (siehe das unten folgende Beispiel »Das Kind muss lernen wie der Hund.«). Sprachklang, Gestik, Mimik und Haltung beeindrucken in der Regel stärker als Wortinformationen.

Durchgefallen

Stimmung und Gefühl schlagen durch im Ausdrucksverhalten, wenn sie im Widerstreit zu dem stehen, was der Verstand in Worte fasst. So weinte eine Studienkollegin bitterlich, weil sie durch die ärztliche Vorprüfung gefallen war. Als ich ihr anteilnehmend sagte: »Nun weine doch nicht«, antwortete sie: »Ich weine ja gar nicht mehr und bin nicht mehr traurig.« Dabei flossen ihr die Tränen über die Wangen und sie zitterte am ganzen Körper. Ihr Verstand sagte ihr: »Nimm dich zusammen, bewahre Haltung, man weint nicht in der Öffentlichkeit!« Aber die Frustration über das Versagen war stärker als der Verstand und daher nicht kontrollierbar. Ich hätte einfühlsamer regieren können, indem ich ihr gesagt hätte: »Heul dich mal kräftig aus; und wenn du wieder zur Ruhe gekommen bist, denken wir darüber nach, wie man die Vorbereitung für die Prüfung effizienter gestalten kann.«

Der Weg ins Pflegeheim – Schuldgefühle der Angehörigen

Ein anscheinend ähnliches Beispiel hierfür sind Schuldgefühle bei manchen Angehörigen, wenn sie alte, gebrechliche oder demente Familienmitglieder in ein Heim geben. Doch hierbei ist der Verstand nicht ein eigenständiger Gegenspieler zum Gefühl, sondern der Verstand ist hier nur »Butler« des Gefühls. Die Angehörigen machen sich Vorwürfe, dass sie nicht selbst die volle Pflege übernehmen, obwohl die häusliche Pflege schon allein wegen der äußeren Umstände gar nicht möglich ist. Wie eine starke Säure ätzt die Vorstellung, die nahestehende Person müsse jetzt zwangsläufig zugrunde gehen. Alle Argumente, den aufgestörten Verstand zu beruhigen, helfen nicht. Man nennt diese Bemühungen in der Psychologie *Rationalisierung*. Damit meint man einen psychologischen *Abwehrmechanismus,* der bewirken soll, dass man sich nicht von belastenden Gefühlen überfluten lässt. Ein Betroffener berichtet: »Das Gefühl, den Nächsten im Stich gelassen zu haben, möglicherweise dadurch sein Leben verkürzt zu haben, ist stärker als jegliche Vernunft und kann so belastend werden, dass daraus eine Depression entsteht.«

Diese Situation ist in unserer Gesellschaft immer häufiger anzutreffen. Für Angehörige, die sich schuldig fühlen und in eine Depression fallen, ist eine lege artis durchgeführte Psychotherapie der Depression angezeigt. Ohne eigentliche Depression können diese Angehörigen im günstigsten Fall innerlich oder menschlich wachsen, denn Schuldfähigkeit kann ein *kreatives Potenzial* (Hüllemann 1995) in sich bergen – hier in der Sorge um Gesundheit und Lebensmut anderer. Manchmal ist für diese Menschen der schlichte Hinweis »Tue Gutes« wie ein Wegweiser, der (endlich) auf den zielgerichteten Weg führt.

Die Zunge herausstrecken

Wir haben als Kinder gelernt, wie in unserem Kulturkreis Trauer aussieht und welches Verhalten in solchen Situationen von uns erwartet wird. Entsprechendes gilt für Freude. Eingeprägtes und automatisiertes Stimmungsverhalten und Stimmungserkennen bestimmen auch dann wesentlich unser Empfinden, wenn unser Verstand klar erkennt, dass das Empfinden sich täuscht, dass der Tatbestand ein anderer ist. Dazu ein Beispiel: Die Zunge herauszustrecken bedeutet in Ladakh im Himalaya freundliches Entgegenkommen. Als ich während einer Trekkingtour in Ladakh einen einheimischen Mann filmte, streckte dieser mir die Zunge heraus. Er freute sich über die Aufmerksamkeit, die ich ihm entgegenbrachte. Mir war die Szene unangenehm, obwohl ich wusste, dass die Geste in diesem Land eine freundliche Bedeutung hat.

Wie wir Stimmungsübertragungen deuten und wie sie uns berühren, hängt also davon ab, welche Interpretationsmuster in unserem Kulturkreis üblich sind und sich auf der Gefühlsebene eingeprägt haben.

Kinder- und Jugendpsychotherapeuten, die keine eigenen Kinder haben, können auf diese *Selbsterfahrung* mit Kindern nicht zurückgreifen. Das ist vielleicht mit der Situation vergleichbar, in der junge Therapeuten stecken, wenn bei älteren Menschen die besonderen Probleme der Nachkriegszeit zum Thema werden. Für solche Fälle hat es sich bewährt, wenn junge Therapeuten einfühlsam Fragen stellen und um Erklärungen bitten, damit sie besser verstehen können. Für die kinderlosen Jugend- und Kindertherapeuten mag dieses Vorgehen eine Anregung sein. Das folgende Beispiel soll die Problematik verdeutlichen:

Das Kind muss lernen wie der Hund

Das Ehepaar kommt zum Psychologen, um sich im abschließenden Elterngespräch über den Therapieverlauf und weitere Empfehlungen bei der sehr aufgeweckten und temperamentvollen vierjährigen Tochter unterrichten zu lassen. Die Tochter testet mit zum Teil recht aggressivem Verhalten aus, wie weit sie gehen kann. Ziel der Therapie war es, dass die Tochter Grenzen erkennt, diese akzeptiert und das aushalten kann. Die Eltern, die jene für das Kind adäquaten Grenzen setzen, müssen konsequent sein. Um das zu vertiefen, deutete der Psychologe auf den gutmütigen Hund mit dem Namen Rotkäppchen, der bei den Therapien immer dabei war. Er sagte: »Rotkäppchen musste lernen, wie sie sich während der Therapiestunde zu benehmen hat. Bei ihrer kleinen Tochter ist das genauso. Sie muss lernen, die sozial verträglichen Grenzen einzuhalten. (Zum Hund gewandt): »Ist es nicht so?« Der Hund wedelte leicht mit der Schwanzspitze. Später berichteten die Eltern, habe sie beide betroffen gemacht, ihre Tochter mit dem Hund verglichen zu sehen. Sicher könne man verstehen, dass die Hundeseele Ähnlichkeit mit der Menschenseele habe, aber von einem psychologischen Therapeuten, der ihre Tochter behandelt habe, sei der Vergleich geschmacklos und kränkend. Irgendwie habe man jetzt das Gefühl, es habe zu wenig Empathie gegeben, die doch gerade ein Kind brauche. Wahrscheinlich fehle dem Psychologen die Erfahrung eigener Elternschaft. Durch die Enttäuschung wegen des Vergleichs mit dem Hund war gegenüber der gesamten Therapie Skepsis aufgekommen.

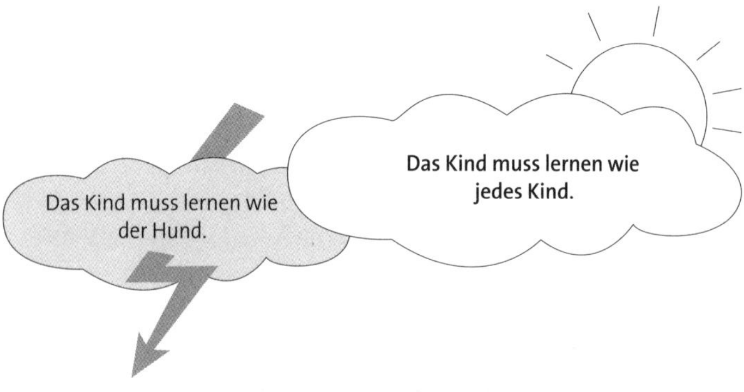

Nicht nur Vergleiche mit einem Tier, sondern auch Beispiele, die sich auf den *direkten* Vergleich zwischen zwei *konkreten* Menschen beziehen, sind für eine therapeutische Situation nicht unproblematisch. Die verbreitete ethische Grundhaltung »Der Mensch ist ein einmaliges und unverwechselbares Wesen« kann hierbei verletzt werden. Der Psychologe hätte nur sagen müssen: »Wie alle Kinder (die

Verallgemeinerung mindert den Druck) muss auch ihr Kind lernen, Grenzen einzuhalten.« Er sollte (suggestiv) hinzufügen: »Ihre Tochter wird das *leicht lernen*. Man muss ein bisschen Geduld haben. Kinder lernen *unterschiedlich schnell,* Grenzen einzuhalten. Für ihr *aufgewecktes* Mädchen ist das etwas anstrengender. In den Stunden hier hat sie *tolle Fortschritte* gemacht. Sie *lernt unwahrscheinlich schnell*, wenn sie spürt, dass man *zu ihr* steht und sie *mag*.«

Gut gemeint kommt schlecht an

Einer erblich sehr gefährdeten Frau musste mit Mitte 60 wegen Krebs eine Brust abgenommen werden. Die Frau hatte sich auf die Operation eingestellt. Vor einigen Jahren war an derselben Brust *schon einmal* Krebs diagnostiziert und eine brusterhaltende Operation durchgeführt worden. Zu den halbjährlichen Kontrolluntersuchungen ging die Frau immer mit großer Angst. Als jetzt wieder ein verdächtiger Befund erhoben wurde, dachte die Patientin: »Am liebsten wäre mir, wenn die Brust abgenommen würde, dann hätte ich endlich Ruhe.« Die Operation verlief komplikationslos. Die Frau erholte sich schnell. Man merkte ihr an, dass sie sich von der ständigen Bedrohung befreit fühlte. Sechs Wochen nach der Operation stellte sie sich in guter Stimmung ihrer niedergelassene Frauenärztin vor. Die ersten Worte der Gynäkologin waren: »Ach Gott, sie arme Frau!« Diese spontane Aussage basierte sicherlich auf einem ehrlichen Mitgefühl. Obwohl die Patientin vom Verstand her versuchte, dieser deprimierenden Äußerung entgegenzusteuern, konnte sie nicht verhindern, dass in ihr ein bedrückendes Gefühl aufstieg. Einige Nächte schlief sie schlecht. Erst als sie mir in der Sprechstunde von der Ärztin erzählte und die Niedergeschlagenheit in Ärger gegen diese Ärztin umschlug, beruhigte sich die Patientin wieder.

Ärger kann der erste Schritt aus der Niedergeschlagenheit heraus in Richtung Bewältigung sein. Ich hätte die Patientin suggestiv unterstützen können und gleichzeitig etwas für die Wiedererlangung des Vertrauensverhältnisses zur Frauenärztin tun können, wenn ich gesagt hätte: »Das ist aber auch eine blöde Bemerkung!«, oder: »Daraus spricht die nur auf Krankheit gerichtete Denke, die *wir* Ärzte leider häufig haben (*Solidarisierung* und *Verallgemeinerung* neutralisiert). Das Operationsergebnis ist wirklich *sehr gut*. Es ist frühzeitig operiert worden von einem erfahrenen Operateur. Das *sehr gute (Wiederholung)* Ergebnis hat die Kollegin natürlich auch gesehen. – So, und wann geht's wieder in die Berge? (*Themenwechsel,* damit positive Bilder aufsteigen)«

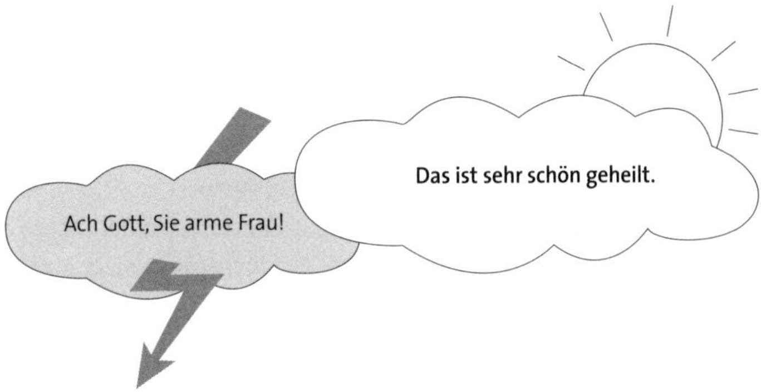
Das ist sehr schön geheilt.
Ach Gott, Sie arme Frau!

Die Ärztin hätte z. B. sagen können: »So, jetzt haben sie das *hinter sich*. Sie haben alles *gut überstanden*. Es ist alles *wunderbar geheilt*. Der Schnitt ist *gut verheilt*. Sie haben gute *Heilungskräfte*« (Verstärkung der Botschaft »heilen« durch dreimalige Wiederholung).

Brustenge beim Herzinfarkt

Gunther Schmidt schilderte in einem Seminar den Fall eines Journalisten, der heftige Brustschmerzen bekam und einen Herzinfarkt vermutete. Er rief den Notarzt an und stellte sich während der Wartezeit vor, wie der Arzt und die Sanitäter besorgte Gesichter machen würden, mit gesenkten Köpfen würden sie auf das EKG starren und in banger Vorahnung von einem schweren Infarkt sprechen. »Oh nein«, sagte sich der Journalist, »nicht diese Untergangsstimmung! Das schnürt mir die Brust noch mehr ein. Was ich brauche, ist etwas Lustiges – einen Witz! Das kann mir die Brust weit machen.« Dem eintreffenden Rettungsteam konnte er seine Vorstellungen vermitteln. Auf dem Weg ins Krankenhaus schärfte er seinen Helfern ein: »Wenn wir ins Krankenhaus bzw. sicher gleich auf die Intensivstation kommen, sagt euren Kollegen dort, ich will keine traurigen Gesichter sehen und keine Angstwörter hören. Einen Witz, einen Witz sollen die mir erzählen!«

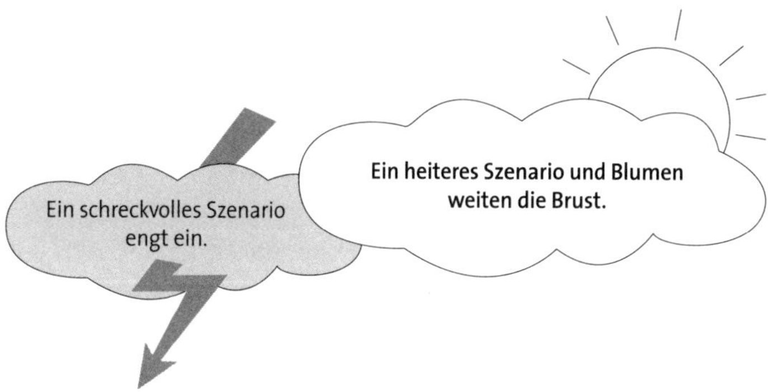

Die Wendung von Niedergeschlagenheit zu Heiterkeit wird nicht jedermanns Sache sein, aber man kann es zumindest versuchen. Sowohl das medizinische Personal als auch die Angehörigen können sich bemühen, etwas Positives oder

Heiteres einzubringen (vergleiche im Gegenteil hierzu einen ungünstigen Verlauf im oben genannten Beispiel »Der Prognose gehorchen«).

Wenigstens frische Blumen

Eine meiner älteren Patientinnen umsorgte bewundernswert ihren voll pflegebedürftigen Ehemann. Immer wenn sie das Zimmer mit dem Krankenlager betrat, liefen ihr Tränen über die Wangen. Sie war in ständiger Sorge, dass etwas Schreckliches passieren könnte. Ich konnte sie nicht überzeugen, sich den Kummer im Krankenzimmer nicht anmerken zu lassen – denn dieser überträgt sich ja auf den Kranken –, aber ich konnte sie wenigstens dafür gewinnen, frische Blumen aufzustellen.

Positive Formulierungen prägen die Einstellung

Der Dreh

Es fällt schwer, gegen starken Wind anzugehen. Wenn wir aber einen *Dreh* machen, trägt uns der Wind. Mit dem Wind zu gehen ist viel leichter. Mit der sprachlichen Kommunikation verhält es sich ähnlich. Forderungen erzeugen Widerstand, Angebote werden eher angenommen. Lesen Sie im Folgenden einige Beispiele, wie man durch positive Formulierungen – also in Form eines Angebots – Widerstand und ablehnende Skepsis nicht nur bei Patienten vermeiden kann.

Geben und Nehmen

»*Geben* Sie mir ihre Hand!«, rief der Bergretter dem in die Gletscherspalte gestürzten Schwaben zu. »Mir gäbet nix!«, schallte es von unten herauf. Darauf der Bergretter: »*Nehmen* Sie meine Hand.« Da griff der Schwabe zu.

Wenn man Skepsis, Widerstand oder gar Ablehnung vermeiden möchte, sollte man alle auf Negation und Verlust zielenden Wörter in Richtung *Positives* und *Gewinn* drehen.

Schützende Abwehr nach früher seelischer Traumatisierung

Bei Menschen, die in der frühen Kindheit sehr unterdrückt wurden, hat sich in dieser frühen Entwicklungsphase ein Mechanismus entwickelt, der dazu dient, trotz dieser Unterdrückung halbwegs zu überleben. Zum Beispiel wurden diese Kinder häufig überwachsam gegenüber strafender oder demütigender Misslaunigkeit eines Elternteils. Die übermäßige Wachsamkeit hat die Kinder also vor Schlägen *beschützt*. Als Anpassung an die Verhaltensmöglichkeiten eines kleinen Kindes ist die Überwachsamkeit sinnvoll. Problematisch wird es erst, wenn im Erwachsenenalter das Abwehrmuster in den Verhaltensmöglichkeiten eines wehrlosen Kindes stecken geblieben ist. Kommen diese Patienten in die Therapie – häufig, weil sie beim Lebenspartner oder im Beruf wegen anscheinender Überempfindlichkeit gegenüber Kritik anecken –, ist eine Veränderung ihrer Sichtweise hilfreich. Nicht ihr übertriebener *Widerstand* oder ihre schnelle *Abwehr* führen zu Problemen im Alltag, sondern ein in der frühen Kindheit wichtiger *beschützender (!)* Persönlichkeitsanteil. Dieser *Beschützer* muss im erwachsenen

Zustand lernen, sein Handlungsrepertoire an die Gegenwart anzupassen, nämlich von einem gekränkten Schweigen oder Schimpfen hin zu einem reflektierten Schweigen oder sachlichen Argumentieren.

Bewusstseinskonzentration statt Bewusstseinseinschränkung (Trance, Hypnose)

Der veränderte Bewusstseinszustand in einer Trance wird häufig als Bewusstseins*einschränkung* bezeichnet. Einschränkung klingt nach Verlust. Wenn man Trance, ebenfalls richtig, als Bewusstseins*konzentration* beschreibt, klingt das nach Gewinn.

Positives gegenüber Negativem deutlich herausstellen

Welchen Schinken würden Sie kaufen, wenn Sie auf der einen Auszeichnung der Packung im Supermarkt lesen: »Dieser Schinken besteht zu 80 % aus Muskelfleisch«, und auf der anderen: »Dieser Schinken besteht zu 20 % aus Fett«?

Und jeder kennt das Beispiel vom halb vollen und halb leeren Glas ...

Provokation ist Vertrauenssache

Nur wenn ein stabiles Vertrauensverhältnis besteht, lässt sich bei einem kranken Menschen Provokation so einsetzen, dass Angst in Zuversicht umschlägt.

Leichenwagen kommt gleich

Die Vermieterin meines Studentenzimmers erzählte, dass sie nach der Geburt ihres Sohnes noch einmal ins Krankenhaus einbestellt wurde. Sie hatte große Angst. Im Krankenzimmer packte sie den Krimi aus, den ihr Mann ihr zum Lesen mitgegeben hatte. Der Titel »Leichenwagen kommt gleich« nahm der Patientin sofort die Angst. Sie dachte: »So schlimm kann es ja nicht sein, sonst hätte mein Mann nicht diesen Titel ausgesucht.«

Die Frau vertraute ihrem Mann. Sie erinnerte sich: Als sie vor ihrer Ehe zufällig einmal neben ihm gesessen habe, habe sie gedacht: »Neben diesem Mann kann ich ein ganzes Leben lang sitzen.«

Stellen wir uns vor, wie die Patientin ohne dieses tiefe Vertrauen reagiert hätte. Vertrauen allein reicht vielleicht noch nicht aus, man muss auch ein Sinn für schwarzen Humor haben. Generell muss man sich jedoch zweimal überlegen, ob Provokation eingesetzt werden kann, *im Zweifel eher nicht*.

Wann sag ich was und wie?

Mitteilungen haben – abgesehen vom Inhalt – je nach Vorbereitung, Mitteilungsverhalten, Kontext und Zeitpunkt beim Empfänger unterschiedliche Auswirkungen. Ein unter gegenseitigem Einverständnis gut *geplantes* Gespräch ist die Voraussetzung dafür, dass man eine folgenschwere Information wie z. B. eine Krebsdiagnose erträglich vermitteln kann. Die unbedacht fallen gelassene Bemerkung über eine eventuelle risikoreiche Chemotherapie unmittelbar nach dem Gute-Nacht-Sagen kann einem hingegen den Schlaf rauben.

Na dann, gute Nacht ...

Der 59-jährigen Patientin musste am Morgen eine Brust abgenommen werden. Die Operation erfolgte in einem sehr frühen

Krebsstadium und verlief komplikationslos. Die Patientin war positiv zur Operation eingestellt – sie fühlte sich von einer Last befreit. Die Voruntersuchung hatte schon ergeben, dass damit die Krebsgefahr gebannt war. Am Abend, die Patientin wollte gerade das Licht ausschalten, kam die Oberärztin herein, die die Operation durchgeführt hatte. Sie war von einem langen Arbeitstag abgespannt und müde, aber ihr Pflichtbewusstsein verlangte es, dass sie ihre Patienten am Abend noch besuchte. Sie zeigte sich beim Anschauen der Wunde sehr zufrieden und merkte an, dass das Gewebe bei der Operation tumorfrei ausgesehen habe. Die Patientin freute sich. Daraufhin sagte die Oberärztin: »Na, ich will mich noch nicht abschließend festlegen. Es kann immer noch sein, dass man in der feingeweblichen Untersuchung vielleicht doch feststellt, dass der Tumor Grenzen durchbrochen hat, dann müssen wir eine Chemotherapie anschließen. Gute Nacht.« Die Patientin konnte nicht mehr schlafen. Sie war während der zwei Tage, bis das feingewebliche Ergebnis vorlag, innerlich aufgewühlt. Erleichterung stellte sich erst ein, als schließlich ein gutes Endergebnis feststand, aber die innere Verunsicherung durch die bedrohlich wirkende Mitteilung am Abend des Operationstages bestand noch nach Monaten.

Wie ist das zu erklären? Krankheit oder genauer: Erlebtes Kranksein verändert den Bewusstseinszustand wie in einer hypnotischen Trance. Dieser auch als Spontantrance bezeichnete Zustand ist am Tag nach einer körperlich und seelisch folgenschweren Operation wie einer Brustabnahme tief ausgeprägt. Die Patientin ist dann besonders aufmerksam und empfänglich für die Worte des Arztes (während einer therapeutischen Hypnose wird eine Zentrierung auf die Worte des Hypnotherapeuten erreicht). Bedeutsam ist, dass in der Trance die über den Verstand vermittelte Widerstandsfähigkeit gegen ängstigende Ereignisse nicht mehr in der gewohnten Weise funktioniert. Die Bewältigungskraft oder das Coping sind eingeschränkt. In dem oben beschriebenen Fall sind sie gar nicht mehr vorhanden, weil die Worte der Oberärztin zu dem suggestiv besonders empfänglichen Zeitpunkt des Einschlafens ausgesprochen wurden. Man könnte von einem unbeabsichtigten posthypnotischen Auftrag mit Schädigungsfolge sprechen.

Natürlich wollte die Oberärztin nicht bewusst Angst einjagen. Sie konnte die Wirkung ihrer Worte nicht kritisch reflektieren, dafür war sie nach dem langen Arbeitstag viel zu erschöpft, und sie hatte wahrscheinlich auch keine Ausbildung in professioneller Gesprächsführung im klinischen Rahmen erhalten.

Für einen günstigeren Ausgang der Abendvisite könnte man z. B. so formulieren: »Es ist alles *gut* verlaufen. Sie werden jetzt wieder eine ganz *erholsame* Nachtruhe genießen können. Träumen sie etwas *Schönes*. Das *heilt* alles *von allein*. Morgen mache ich gegen *10 Uhr Visite*, dann sprechen wir über die weiteren *Erfolg versprechenden* Maßnahmen. Gute Nacht.« Mit der Ankündigung der Visite am nächsten Tag erhält die immer vorhandene Erwartung, wie es weitergeht, eine Struktur. Und die Oberärztin selbst wird dann ausgeruhter sein.

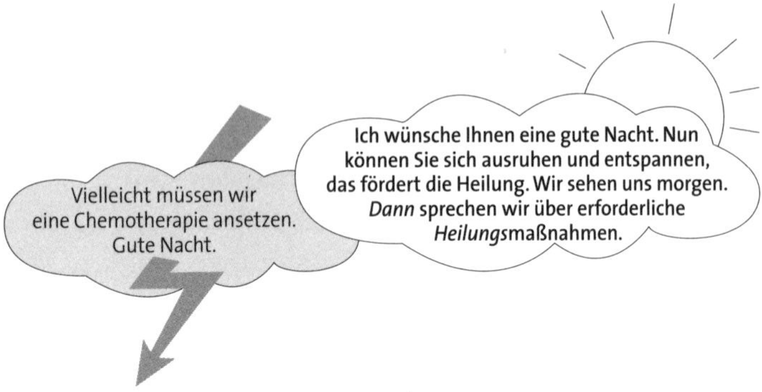

Tafelmusik statt Problemdiskussion bei gemeinsamen Mahlzeiten

Mindestens eine gemeinsame Mahlzeit pro Tag gilt als förderlich für den Familienzusammenhalt. Ist ein Familienmitglied erkrankt, sollten Mutmaßungen, Hoffnungen und Sorgen nicht während der gemeinsamen Mahlzeit geäußert werden – denn das schlägt auf den Magen. Die kranke Person, die häufig ohnehin wenig Appetit verspürt, kann dann nur noch mit Mühe einen Bissen hinunterwürgen. Auch die gut gemeinte Aufforderung »Iss doch mal was, du siehst ja ganz abgemagert aus« erhöht eher die Abneigung gegen das Essen.

Die Essenszubereitung sollte auf die kranke Person abgestimmt sein. Eine ansprechende Form mit kleinen Portionen und eine entspannte Unterhaltung wirken wohltuend. Die besorgten Familienangehörigen sollen lernen, ihre *sorgenvolle Mimik* zu kontrollieren. Auch angesichts einer lebensbedrohlichen Krankheit darf mal gelacht werden. Kranke Menschen entwickeln eine feine Sensibilität dafür, was das Verhalten der anderen bedeutet. Wenn z. B. der Ehemann, der all die Jahre herumgenörgelt hat, dass das Frühstücksei zu hart oder zu weich gekocht sei, seiner krebskranken Frau auf einmal keine Vorhaltungen mehr macht, kann die Frau den Eindruck gewinnen: »Er weiß, dass ich nicht mehr lange lebe; er nimmt sich zusammen für meine paar letzten Tage.« Der Ehemann sollte nörgeln wie bisher oder besser noch *ankündigen*: »Schatz, Hauptsache dir geht es *wieder besser*. Die blöden Eier sind nicht so wichtig. Ich habe mir vorgenommen, jetzt und auch in der *Zukunft* (signalisiert *Hoffnung*) nicht mehr zu nörgeln. Du musst mich in den nächsten Jahren (unterstreicht *Zukunft)* an mein Versprechen erinnern, falls ich rückfällig werden sollte.«

Heilender Humor

»Verstand und Genie rufen Achtung und Hochschätzung hervor; Witz und Humor erwecken Liebe und Zuneigung.«

David Hume (1711–1776)
schottischer Philosoph der Aufklärung

Humor kann wie Sonnenstrahlen durch die dunklen Wolken der Krankheit blinzeln. Humor kann ein Lichtblick sein, wenn er in die Stimmung des Augenblicks passt und auf der Basis eines tragfähigen Vertrauensverhältnisses entsteht. Solcher Humor, der befreit wie der tiefe Atemzug, den er auslöst, gelingt am besten, wenn er spontan heraussprudelt. Im therapeutischen Kontext ist ein gütiger empathischer Humor mit Fältchen in den Augenwinkeln wünschenswert. Dieser Humor verrät eine innere Einstellung, die beschützen will. Angelernter Humor kann leicht künstlich und plump wirken.

Ein interessanter Aspekt von Witz und Humor ist die Gleichzeitigkeit von Gegensätzen (ohne sie zu vereinigen). Diese Gleichzeitigkeit und wohl auch Gleichwertigkeit von Gegensätzen (z. B. ein Genussgeschehen und gleichzeitig unleugbar Schmerz) können Schizophrene empfinden, wie wir aus ihren Verhalten abzuleiten glauben. Normalbürgern erschließt sich diese Möglichkeit anscheinend nur durch den Witz. Das ist der Eigenwert des Witzes, der spezifisch passt. Die Wilhelm Busch in den Mund gelegte Äußerung »Humor ist, wenn man trotzdem lacht« trifft den Tatbestand (sie stammt von Otto Julius Bierbaum, 1865–1910).

Humor als Gratwanderung

»Oh nein, nicht diese Untergangsstimmung. Das schnürt die Brust noch mehr ein. Was ich brauche, ist etwas Lustiges. Einen Witz! Das macht die Brust weit.«, sagte der Journalist, der einen Herzinfarkt erlitten hatte (siehe »Brustenge beim Herzinfarkt« S. 75). In solchen Fällen können Allerweltswitze angebracht sein, wenn der Patient mit einem krankhaften organischen Geschehen sie ausdrücklich wünscht. Doch grundsätzlich sind lockere Witze wie Witze überhaupt bei einem ernsthaften Krankheitsgeschehen problematisch.

Witze können kränken, besonders bei depressiven Patienten. Das merkt der Behandler oft gar nicht. So brach ein sehr harmoniebedürftiger junger Mann die Therapie ab, als der Therapeut ihm sagte, die Harmoniebedürftigkeit sei (in Anspielung auf die »Testosteron«-Sexualbedürfnisse) wohl eher eine »Hormoniebedürftigkeit«. In der Supervisionsstunde gestand der Therapeut, er habe den Patienten »knacken« wollen. »Knacken« verursacht immer unvorhersehbare Bruchstücke.

Zum Thema Psychotherapie hat Bernhard Trenkle (2010) eine Sammlung vorgelegt. Ein eindrucksvolles Beispiel zeigt, wie durch Veränderung der Sichtweise ein völlig neues Bild entsteht (reframing): »Um wie viel seliger ist doch Geben als Nehmen«, sagte der ... Boxer.

Die Geburt des Humors aus fantasievoller Zusammenarbeit

Treffender Humor entsteht besonders dann, wenn der Therapeut in der Szene mitspielt, die der Patient mit seinen Inhalten gestaltet.

Die Erbschleicherin

Die 67-jährige sehr konservative Hotelbesitzerin klagte, dass ihre Tochter den schwerkranken Vater eigentlich nur besuche, um sich über sein baldiges Ableben zu vergewissern, damit sie als Chefin das Hotel übernehmen könne, denn die Mutter werde nach Vaters Tod wohl kaum lange überleben. Das weckte in mir eine schelmenhafte Idee. Ich schlug vor: »Sagen Sie der Tochter, sie kämen aus einer langlebigen Familie. Wenn der Vater sterbe, werden Sie nach der Trauerzeit vielleicht einmal eine neue Partnerschaft eingehen.« Die Patientin bekam Farbe ins Gesicht und sagte, sie denke natürlich nicht an so etwas, aber um der Tochter eins auszuwischen, könne sie sich vorstellen, von einer neuen Partnerschaft zu träumen. Dann könne sie wieder verreisen, ins Theater gehen und zu den Salzburger Festspielen fahren. Als sie voriges Jahr in der Kur gewesen sei, habe sie einen seriösen Herrn kennengelernt, der rufe sie jetzt noch manchmal an. Meine ungewöhnliche Intervention hatte die Lebenskraft erotischer Fantasien aus der konservativen Fessel befreit, ohne die konservative Einstellung zu verletzen.

Provokative Therapie

Frank Farrelly hat ein eindrucksvolles Buch über Provokative Therapie geschrieben (Farrelly 2008). Ich habe eine gewisse Neigung in dieser Richtung, halte mich aber im Umgang mit Patienten sehr zurück. Farrellys Buch hatte mir im folgenden Fall jedoch die Bremsen gelockert:

Die nervige Kuh

Die jetzt 58-jährige Frau wurde nun schon zum fünften Mal innerhalb weniger Jahre auf unsere kardiologische Abteilung aufgenommen. Der vorbehandelnde Chefarzt des 600 km entfernten Heimatkrankenhauses war verzweifelt, als er mich anrief: »Nehmen Sie sie mir bitte noch einmal ab. Die Frau raubt mir den letzten Nerv. Vielleicht können Sie bei ihr etwas finden, was man behandeln kann.« Bei der Aufnahme stöhnte der begleitende Ehemann, als die Patientin nicht im Zimmer war: »So eine hysterische Ziege, es ist eine Strafe, mit ihr verheiratet zu sein.« Vor diesem Hintergrund und mit Farrellys Ideen im Hinterkopf fasste ich nach einigen Tagen Mut und sagte während der Visite zur Patientin: »Sie wissen, dass wir uns immer sehr um Sie bemühen, deshalb nehmen Sie ja auch immer die weite Reise auf sich. Wenn nun jemand wie Sie nicht Patientin wäre, sondern zu uns nach Hause zum Kaffeetrinken gekommen wäre, würde ich vielleicht zu meiner Familie sagen, nachdem die Frau gegangen ist: ›So eine nervige Kuh müssen wir uns nicht noch mal antun.‹« Ich lächelte die Patientin während meiner Ausführungen freundlich an. Das fiel mir leicht. Hatte ich doch Spaß am schelmischen Theaterspiel und spürte, wie mir die Patientin sympathischer wurde. (Die Beobachtung habe ich häufiger gemacht, wenn ich jemanden unsympathisch fand, und es ihm gut verpackt, aber dennoch deutlich erkennbar mitteilte, dass auf einmal Sympathie aufkam, und zwar gegenseitig.) Die Patientin lächelte zurück. Zwei Tage später rief mich der Ehemann erbost an. Was ich mir herausnähme, seine Frau zu beleidigen. Er werde meine Rechnung nicht bezahlen. Ich entschuldigte mich, dass es zu diesem Missverständnis gekommen sei, und erklärte, ich hätte nur eine neue Therapieform eingesetzt, die bei so einem schwierigen Beschwerdebild wie bei seiner Frau Erfolg versprechend sein könne. Den Ehemann überzeugten meine Ausführungen nicht. Ich versprach, selbstverständlich keine Rechnung zu stellen. Die Patientin wurde wie immer entlassen, ohne jeden Missklang. Jahre später traf die Stationsschwester zufällig die Patientin in einem Urlaubsort. Wie es ihr denn gehe? Ach ja, es ginge so mehr schlecht als recht. In einem Krankenhaus sei sie nicht mehr gewesen. Vielleicht werde sie später wieder einmal zu uns kommen, sollten die Beschwerden stärker werden. Wir hätten ihr doch immer geholfen. Sie fragte, ob der Stationsarzt von damals noch da sei. Solange der in der Klinik arbeite, wolle sie nicht kommen. Der habe ihr nicht gutgetan. Sie erkundigte sich nach mir. Mir verdanke sie gute Hilfe und lasse mich vielmals grüßen.

Unter therapeutischer Zielsetzung war die provokative Intervention ein guter Erfolg – die Patientin kam nun ohne medizinische Hilfe mit ihrem Leben zurecht. Dass sie mir persönlich nicht böse war, dürfte dem guten Vertrauensverhältnis zu verdanken sein, das zwischen uns bestand. Sie hat sicher gespürt, dass ich mit der Provokation im Grunde nur ein »Spiel« gespielt habe, das anscheinend zu ihrem (unglücklichen) »Beschwerdespiel« passte. Eigentlich hätte ich die Patientin am Ende der Szene gern in den Arm genommen. Dieser Impuls hat sich sicher übertragen. Faszinierend ist, wie locker das Unbewusste damit umgeht, wenn eine vertraute Person, also ich, kränkend provoziert. Das Unbewusste verfährt hier nach dem Motto »dass nicht sein kann, was nicht sein darf« und überträgt den Ärger auf den unschuldigen Stationsarzt.

Eine so deftige Provokation habe ich nie wieder eingesetzt – nicht nur wegen der ausgebliebenen finanziellen Honorierung.

Humor ist Romantik

Weiter oben wurde auf die Fähigkeit des Humors hingewiesen, Gegensätze wie Schmerz und Lust als *gleichzeitige* und *gleich intensive* Phänomene darzustellen. Das zugrunde liegende Prinzip heißt: Duldung der Gegensätze. Es ist eine bereichernde Erfahrung, auch als Therapieziel, nämlich Gegensätze (be)greifen zu können, ohne sie ausgleichen zu müssen. So kann man sie leichter ertragen. Schon in der Romantik gab es das Bemühen, Gegensätze – hier von Begrenztheit und Endlichkeit auf der einen Seite und Grenzenlosigkeit und Unendlichkeit auf der anderen Seite – durch Witz, Ironie und Humor so zusammenzubinden, wie man mit bunten Bändern ein Geschenk verzaubert. In glücklichen therapeutischen Situationen kann es gelingen, von diesem Geist der Romantik etwas in den Geist des Humors hineinzutragen. Das weist dann über den Vordergrund von Therapie hinaus auf die schöpferische und geistige Freiheit des Menschen, auf die Fantasie, auf Gefühle, auf das Wundervolle.

Nach meiner Erfahrung können eigentlich nur innerlich freie Menschen den Geist eines Witzes oder des Humors gut erfassen. Gehemmte Menschen und auch solche, die alles nur streng sachlich zu sehen meinen (ein Schutzmechanismus ihrer Hemmung?), tun sich schwerer. Ein hochbegabter junger Mann mit manisch-depressiven Episoden erfasste blitzschnell, dass bei einem Witz etwas Bestimmtes zu erwarten war, dass dann aber etwas ganz anderes kam, das dann den Witz ausmachte. Kein Witz konnte bei ihm ein befreiendes Lachen oder ein tiefes Luftholen auslösen. Bei organisch kranken Menschen gelingt es oft leichter, mit Humor die Blumen der Romantik in die gekalkten Krankenzimmer zu bringen.

Als einmal im griechischen Olymp die Meinung vorgetragen wurde, nur Romantiker dürften humorvoll sein, da lachten die Götter. Was hätten sie auch sonst tun sollen.

Anleitung zur helfenden Kommunikation

Kommunikation beginnt mit Erwartung. Die Erwartung ist groß, wenn Angenommensein, Sicherheit und Hoffnung an erster Stelle stehen. Kranke wollen nicht nur die klare Diagnose, sondern – meist unbewusst und unausgesprochen – auch deren Bewertung: »Kann ich hoffen? Was kann ich hoffen?« Schon im ersten Kontakt sucht das sensibilisierte Ohr nach Schwingungen von Hoffnung, obwohl die bewusste Aufmerksamkeit nur auf Sachinformationen gerichtet scheint. Erst wenn der Hilfesuchende wieder allein ist und die Angst aufsteigt, werden Worte und Verhalten wie mit Tentakeln nach Halt gebender Hoffnung abgetastet. Professionelle Helfer und persönlich nahestehende Personen sollten mit den Grundzügen vertraut sein, wie man Hoffnung vermitteln kann. Hoffnung muss professionell und authentisch sein. Nahezu hoffnungslos erscheint die Kommunikation in manch hektischem Krankenhausbetrieb – dies sei am Beispiel der »abweisenden Hand« dargestellt.

Die abweisende Hand

Bei dieser Form der Kommunikation steht *Eile* am Anfang und Ende der Begegnung. Nach dem Anklopfen wird das »Herein, bitte!« nicht abgewartet; die Tür wird aufgerissen. Mitunter fehlen sogar die Grußformel und das persönliche Vorstellen mit Namen. Der Arzt oder eine andere Fachkraft wirken unkonzentriert, die Dienstkleidung drückt Nachlässigkeit aus.

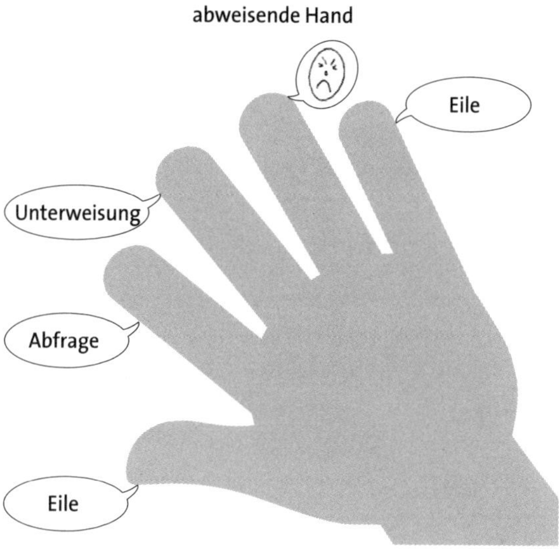

Ohne Vorbemerkung beginnt die *Abfrage* nach einem Muster, wie wenn in einem Unternehmen Inventur gemacht wird: Name, Vorname, geboren, Wohnsitz, Krankenkasse usw., Beschwerdebild, Vorgeschichte.

Die *Unterweisung* nimmt den Hauptteil des Gesprächs ein. Dem Patienten wird kommentarlos mitgeteilt, weswegen er überhaupt aufgesucht wurde, welche Fakten erhoben wurden und wie das weitere Prozedere aussieht.

Mimik, Gestik und Haltung drücken Desinteresse, Kummer, Missmut und Überarbeitung aus.

In *Eile* wird die verfehlte Kommunikation beendet.

Die zuwendende Hand

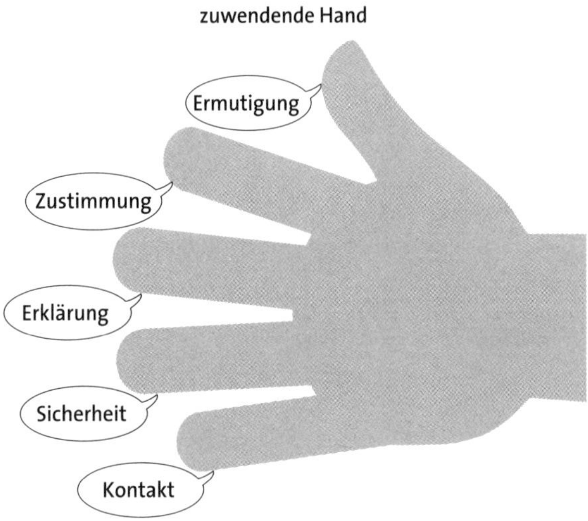

Die *Kontaktaufnahme* wird schon bei der Vorstellung des Arztes oder der Fachkraft mit Gesten unterstützt: Beim bettlägerigen Patienten eignen sich Aktivitäten wie Aufschütteln des Kopfkissens, Glattstreichen der Bettdecke, etwas auf dem Nachttisch zurechtrücken, etwas vom Fußboden aufheben oder den Patienten im Bett aufrichten. »Ist das so für Sie angenehm?« – »Soll ich das Fenster öffnen/schließen?« – »Blendet Sie das Licht?« Die helfende Person zieht sich einen Stuhl ans Bett, um sich mit dem Patienten auf eine Augenhöhe zu begeben und um Ruhe zu signalisieren.

Wenn der Patient verzweifelt blickt, weint oder andere Gefühlsregungen zeigt, sollte man *sogleich* zurückmelden, dass man die Gefühle wahrnimmt: »Das macht Sie traurig.« Eine wirkungsvolle Geste, die beruhigt und Vertrauen schafft, kann eine *taktvolle Berührung* sein – z. B. ohne Worte die Hand des Patienten zu halten. Das Gespräch wird zunächst mit offenen allgemeinen Fragen eingeleitet: »Konnten Sie heute Nacht ausreichend Ruhe finden?« – »Sind Ihre Verwandten wieder gut nach Hause gekommen?« – »Der Hund da auf dem Bild, ist das Ihr Hund? Ein schönes Tier. Was ist das für eine Rasse? Der vermisst Sie jetzt aber bestimmt.« – »Ach, Sie lesen das Buch von ... Ist das gut? Ich habe davon gehört.«

Vor allem sollte die helfende Person ein Gefühl der *Sicherheit* vermitteln! »Gut, dass der Transport/die Anreise so schnell ging. Die ... Werte sind gut, sehr schön; das gibt *Sicherheit*. Hier ist immer jemand für Sie da. Sie sind *hier* ganz *sicher* und *gut aufgehoben*. Wir werden noch das ... und das ... untersuchen, das gibt dann zusätzliche *Sicherheit*.« Die Erklärungen über diagnostische und therapeutische Maßnahmen sollte man in kleine Portionen aufteilen, unterbrochen durch Fragen wie: »Konnte ich das verständlich machen? Ist es mir gelungen, das so zu erklären, dass Sie sich ein Bild machen können?« Man sollte auch immer einflechten, wie die eigenen Erfahrungen mit der Maßnahme sind. »Wir können nur von guten Erfahrungen mit der Methode berichten.« Ebenso beruhigend wie vertrauenerweckend ist es, eindrucksvolle Beispiele zu schildern, Hinweise zu geben, wo man weitere Informationen erhalten kann – z. B. den Kontakt zu einem Patienten mit ähnlicher Krankheit herstellen, dem es schon wieder gut geht.

Es ist unerlässlich, nach der *Zustimmung* des Patienten zu fragen. »Sind Sie mit meinem Vorschlag (mit der Planung) einverstanden?« – Können Sie mir für ... Ihre Zustimmung geben?« Wenn der Patient seine Zustimmung nicht gibt, kann man darauf reagieren mit Äußerungen wie: »Ich kann es verstehen, wenn Sie jetzt noch nicht zustimmen möchten/können. Brauchen Sie von mir noch weitere Erklärungen? Wollen Sie das zuvor noch mit Ihrem Hausarzt/einem anderen Spezialisten/mit Ihrer Familie besprechen?«

Die *Ermutigung* schließt das Gespräch ab: »Ja, ich stimme ganz mit Ihnen überein, wie Sie das sehen.« – »Sie haben richtig entschieden. Ich hätte genauso entschieden.« Es ist immer hilfreich, wenn man Hinweise auf eine schöne Zukunft fallen lässt, die die Überwindung der Krankheit voraussetzt: »Wenn Sie im Sommer wieder zum Segeln nach Holland fahren, können Sie dann einmal für mich schauen, ob ...?« – »Wann decken Sie die Beete in diesem Jahr ab?« – »Wenn Sie wieder bei Aldi einkaufen, werde ich Sie ja öfter treffen.«

1. Beispiel zur Gesprächsführung: Augenverletzung

Die folgende Tabelle zeigt Formulierungsbeispiele und in der rechten Spalte ihre tiefere Bedeutung am Beispiel einer Augenverletzung (nach Tannenbaum 1985, in: Varga 2011):

Sie **wissen**, dass Sie sich am Auge verletzt haben,	*Ja-Serie*
und jede Verletzung **muss ärztlich behandelt werden**.	*Ja-Serie, Information*
Jetzt holt jemand Eis. **Dann** geht die Schwellung zurück.	*Zeitablauf, wie es weitergeht; zielgerichtet*
Danach gehen Sie in die Notaufnahme zur Untersuchung,	*auf die Zukunft gerichtet; tun, nicht probieren*
damit Sie **sicher** sein können, dass **alles in Ordnung** ist. Aber für den Augenblick müssen Sie **gar nichts machen**.	*Positives, Sicherheit*
Stellen Sie sich einfach vor,	*Reframing*
Sie liegen auf einem **schönen Platz** am Strand oder auf einer Wiese.	*Positive Auswirkungen, wohlfühlen*

2. Beispiel zur Gesprächsführung: Knöchelverletzung

Die folgende Tabelle zeigt Formulierungsbeispiele und in der rechten Spalte ihre tiefere Bedeutung am Beispiel einer Knöchelverletzung (nach Tannenbaum 1985, in: Varga 2011):

Kann ich Ihnen **helfen, damit es Ihrem Knöchel besser geht**?	*positive rhetorische Frage*
Sie brauchen jetzt gar nichts zu tun; lagern Sie nur den Fuß hoch, **dann wird er sich gleich besser anfühlen und beginnt schnell zu heilen**.	*Positives, Zeitablauf*
Zu Hause können Sie **dann** etwas Eis auflegen und damit den **Heilungsprozess unterstützen**.	*Zukunft, positive Auswirkungen*
Auch wenn Sie **nicht genau wissen**, wie der **Heilungsprozess** abläuft,	*geschehen lassen mit dem Blick auf die Zukunftsauswirkungen*
können Sie jetzt **tief atmen, sich entspannen und darauf vertrauen**,	*geschehen lassen, tun, nicht probieren*
dass die **Natur schon genau weiß, was notwendig ist**, damit Ihr Knöchel heilt und Sie ihn wieder bewegen können.	*geschehen lassen, Positivität, Wiederholung*

Eiskalt und warmherzig

Nur zu Zahnarzt Dr. Haase gehe ich ganz ohne Angst, eigentlich sogar gern. Nicht nur das Team verbreitet eine angenehm *warme* Atmosphäre, auch die Räumlichkeiten und der *warme* Becher Tee, der jedes Mal gereicht wird, wirken beruhigend. »Körperliche Wärme zu empfinden fördert zwischenmenschliche Wärme« (Williams a. Bargh 2008). So schaffen Informationen, die in einer *warm*herzigen Atmosphäre gegeben werden, Vertrauen, Sicherheit und Hoffnung. Eine eis*kalte* Information versetzt einen in Angst, Misstrauen und Hoffnungslosigkeit. Schon der erste Eindruck, den wir von einem Menschen gewinnen, bestimmt, ob wir mit jemandem *warm* werden können. Wir reflektieren das in der Regel nicht. Sind wir einmal mit jemandem warm geworden, urteilen wir milder und werden entgegenkommender. Dann entsteht ein gutes Klima für therapeutische Interventionen. Dieses Klima kann ganz direkt erzeugt werden, indem man einen *warmen* Becher Tee reicht. Ein *eiskaltes* Erfrischungsgetränk bewirkt das Gegenteil. Anstelle des Teebechers kann man ein warmes Tuch anbieten, wie es einem auf Langstreckenflügen gereicht wird. Es ist für den Patienten auch nicht gleichgültig, ob er seine Arme auf eine schmale und *kalte* Metallarmlehne stützen muss oder auf eine breite und *warme* Holz- oder Textillehne.

Sechs Stufen, wie man eine schlechte Nachricht erträglich vermitteln kann

1. Rahmenbedingungen schaffen

- Privatatmosphäre berücksichtigen
- keine Unterbrechung zulassen
- auf Augenhöhe kommunizieren
- Angehörige einbeziehen, wenn erwünscht

2. Die Vorstellung (das Konzept) des Patienten beachten

- »Sagen Sie mir bitte, was es für Sie bedeutet, wenn wir diese Therapie ...«

3. Das Einverständnis des Patienten einholen, was er wie genau wissen will

- »Wenn das Ergebnis vorliegt, möchten Sie dann über jede Einzelheit informiert werden?«

4. Wissen und Information dem Patienten *dosiert* vermitteln

- kleine Informationseinheiten wählen; niedrige, einschleichende Dosierung
- häufig überprüfen, ob der Patient die Informationen verstanden hat
- keine medizinischen Fachausdrücke verwenden

5. Emotionen wahrnehmen und bestätigen

- wenn der Patient weint: »Sie haben nicht mit diesem Befund gerechnet ...«

6. Zusammenfassen und weiteres Vorgehen klar festlegen

Das Aufklärungsgespräch

Nicht jeder, der ein Aufklärungsgespräch führen muss, ist für ein (psycho)therapeutisches Gespräch geschult. Aus der klinischen Erfahrung haben sich folgende Punkte ergeben. Die Rahmenbedingungen entsprechen weitgehend den oben ausgeführten 6 Stufen.

1. Sicherheit und Vertrauen vermitteln durch Aufrichtigkeit, durch persönliche Glaubwürdigkeit, durch Einfühlungsvermögen und Mitgefühl

Das kann durch Worte geschehen, immer aber auch durch Mimik, Gestik und Dramaturgie. Wenn die Worte nicht zu Mimik, Gestik und Dramaturgie passen, wenn schöne Worte sogar im Widerspruch stehen zu strengen Stirnfalten und schmalen Lippen, im Widerspruch zum erhobenen Zeigefinger, im Widerspruch zum Mit-der-Tür-ins-Haus-Fallen, dann zählt nur, was der Patient sieht. Das Nonverbale ist immer das Eindrucksvollere, es löscht die Worte aus. Der Inhalt geht verloren, die Wahrnehmung des Tonfalls bleibt erhalten.

2. Die Entscheidung als richtig bestätigen: »Sie haben sich richtig entschieden«

- Eventuell Persönliches anfügen: »Ich hätte für mich selbst genau so entschieden.«
- Angst mindern: »Manchmal bleibt ein Rest an Unsicherheit, vielleicht auch etwas Angst. Das ist aber ganz normal. Sie sind doch nicht aus Holz geschnitzt.«

3. Zuerst Sicherheit, Gutes, Positives vermitteln

Denken Sie an das Beispiel, wie Fleisch im Supermarkt ausgezeichnet werden kann: »Dieses Fleisch besteht zu 80 % aus hochwertigem mageren Muskelfleisch« oder »Dieses Fleisch besteht zu 20 % aus tierischen Fetten«.

4. Die belastenden Informationen dosieren und einpacken wie Blumen in ein Geschenkpapier

Vorsicht ist geboten bei der Mitteilung von statistischen Zahlen: »In 1,4 % der Fälle kann es bei diesem Eingriff zu Infektionen kommen.« Wirkungsvoller und glaubhafter ist die Botschaft persönlicher Erfahrungen: »In den offiziellen Mitteilungen müssen aus juristischen Gründen alle nur erdenklichen Risiken mitgeteilt werden, auch wenn es nur einen einzigen Fall in der Welt gibt. Aber unsere (meine) Erfahrungen sind sehr positiv ... Für Risiken, die auftreten können, gibt es gezielte Therapien.« Hierbei ist es wichtig, für das spezifische Risiko die spezifische Behandlungsmethode zu nennen, denn dies ist für den Patienten verständlicher und nachvollziehbarer. Beispiel: »Spätinfektionen nach Einpflanzung einer künstlichen Hüfte lassen sich mit Antibiotika erfolgreich behandeln.«

5. Belastendes nicht mit Informationen vermischen, die Sicherheit vermitteln

Ein kleines Quantum Unangenehmes löscht ein großes Quantum Angenehmes, oder: Ein Tropfen Dieselöl kann eine große köstliche Salatportion verderben. Stattdessen sollte man Mitteilungen über Bedrohliches und Hoffnungsvolles klar trennen. »Ich sage jetzt etwas, was Sie vielleicht belastet. Aber wenn man eine Gefahr gut kennt, kann man ihr auch besser begegnen. Das ist wie bei einem trittsicheren Bergsteiger, der weiß, wann er sich anseilen muss.« In der Medizin ist das Dilemma zwischen Hoffnung und Bedrohung größer als in jedem anderen Gebiet, deshalb werden im folgenden Abschnitt Lösungsschritte aufgezeigt.

Ein Tropfen Dieselöl verdirbt eine ganze Schüssel Salat

Die mathematische Regel »Plus mal minus ergibt minus« lässt sich im Prinzip auf viele Bereiche der menschlichen Kommunikation übertragen. Wenn eine positive Mitteilung mit einer negativen kombiniert wird, ergibt sich daraus nicht nur ein schaler Beigeschmack, sondern häufig wird die positive Mitteilung völlig überdeckt. Man muss einen erheblichen Aufwand treiben, um den positiven Teil der Mitteilung wieder glaubwürdig zu machen. In der Kommunikation zwischen Patienten und medizinischen Fachkräften wird häufig positive Information mit negativer vermischt, ohne dass die bedrückende Wirkung bedacht wird. Die negative Information kann auch nonverbal übermittelt werden, wie das folgende Beispiel zeigt:

Der Arzt stellt nach Vorliegen aller Untersuchungsergebnisse fest: »Sie haben nichts am Herzen. Sie sind gesund.« Das ist die positive Information. Gleichzeitig händigt er ein Rezept aus für ein Medikament gegen bestimmte Herzkrankheiten, vielleicht mit der Bemerkung »sicherheitshalber«.

Durch diese anschließende (nonverbale) Handlung zerstört der Arzt die gute Nachricht. Er händigt ein Rezept aus, aus dem klar hervorgeht, dass eine Maßnahme gegen die Herzkrankheit in Form von Medikamenten nötig ist. Die nachgeschobene Beschwichtigung »sicherheitshalber« wirkt nicht glaubwürdig. In diesem Beispiel war es eine nonverbale Handlung, manchmal sind es auch nur Sorgenfalten oder Ähnliches. Die größere Durchschlagskraft haben aber Handlungen. Der Patient empfindet, dass der Arzt seinen positiven Worten selbst nicht traut. Diese Unsicherheit kann schlimmere Folgen haben als ein klar abgrenzbarer pathologischer Befund – dann nämlich, wenn der Patient sich versucht fühlt, dubiose und riskante Behandlungswege zu beschreiten.

Ein anderes Beispiel verdeutlicht, dass im Medizinbereich Positives und Negatives, Gesundheit und Krankheit, vor allem jedoch Therapie und Risiko eng beieinanderliegen:

Das kann jederzeit wieder geschehen ...

Es handelt sich um eine 49-jährige Patientin, die wegen eines Einrisses in der Hauptschlagader, der Aorta, notfallmäßig operiert werden musste. Die Patientin war erblich belastet mit dem sogenannten Marfansyndrom, einer Gewebeschwäche, die vielfältige Organstörungen hervorrufen kann. Akut lebensbedrohlich ist der Einriss in der Aortenwand. Die Patientin kannte das Krankheits- und Beschwerdebild, weil ihr Sohn auch das Marfansyndrom geerbt hatte und mit 24 Jahren operiert worden war. Meist sind die Patienten schon in jungen Jahren von den schweren Folgen betroffen. Die Patientin erzählte mir Wochen nach ihrer erfolgreichen Operation: »Ich hatte solche Angst. Ich war sicher, die Operation nicht zu überleben. Als dann auf der Intensivstation der Professor kam, sich über mich beugte und sagte ›Ich gratuliere, ich konnte erfolgreich operieren, es ist alles gut ...‹ war das, wie wenn mir ein neues Leben eingehaucht würde. Alles war hell. Ich spürte, wie Lebenskraft in mich floss, doch der Professor sprach ohne Unterbrechung weiter: ›Das kann aber jeden Augenblick wieder geschehen.‹ Ich stürzte ins Bodenlose.«

Gemeinsam mit der Patientin habe ich folgende Empfehlung ausgearbeitet: Nach dem Überbringen der guten Botschaft einer erfolgreichen Operation sollte man nicht unmittelbar auf die weiterhin bestehende Gefahr hinweisen, sondern erst nach Tagen vorsichtig das Thema anschneiden. So kann man sich ein Bild machen, inwieweit die Patientin oder der Patient über den weiteren Verlauf der Erkrankung unterrichtet ist. In diesem Fall hätte der Professor sagen können: »Wie genau wissen Sie über das Marfansyndrom Bescheid? Sie haben ja Erfahrungen gesammelt, als Ihr Sohn operiert werden musste. Das ist 15 Jahre (signalisiert gute Zukunft) her. Ihrem Sohn geht es gut. Bei Ihnen sind ja jetzt auch alle Untersuchungsergebnisse gut (Sicherheit, Hoffnung, Mut vermitteln). Da Sie so gut informiert sind, kennen Sie die frühen Anzeichen, wenn wieder etwas sein sollte. Sie haben das selbst erlebt. Im Zweifel sollten Sie schnell ein herzchirurgisches Zentrum aufsuchen. Dann geht keine wertvolle Zeit verloren – die wissen, was zu tun ist. Dort sind Sie in sicheren Händen. Wenn Sie dann wieder nach Hause gehen, können Sie sich sicher (Wiederholung sicher) fühlen.«

Verhalten im Umgang mit chronisch Kranken

Chronische Krankheit muss nicht sprachlos machen

Wenn man es mit einer chronischen Krankheit zu tun hat, fühlt man sich in der Reaktion auf den Kranken oft hilflos. Man will nicht verletzen, zeigt Mitleid und Verständnis, dennoch wirkt der Umgang oft künstlich und genant, geradezu verkrampft. Professionelle Helfer sind, wenn sie nicht schwerpunktmäßig mit chronisch Kranken arbeiten, im Umgang mit Behinderten und dauerhaft Kranken zumindest auf der psychischen Ebene genauso linkisch wie Laien. Das muss nicht so sein. Eine Empfehlung möchte ich vorab geben: Gehen Sie mit Behinderten und chronisch Kranken genauso um wie mit jedem anderen Menschen im Alltag – so unverkrampft und normal wie möglich. Wenn man weiß, welche Energien diese Menschen mobilisieren können, wird man auch Möglichkeiten finden, konstruktiv zu helfen.

Ich kenne behinderte und kranke Persönlichkeiten, die in bewundernswerter Weise das Leben meistern. Ihnen allen ist gemeinsam, dass sie sich für ein großes Ziel begeistern können. Was auf dem Weg zum Ziel für sogenannte Normalbürger vielleicht eine ungewohnte Anstrengung darstellt, wird für diese Menschen, die mit Einschränkungen zurechtkommen müssen, eine Herausforderung, deren Überwindung stolz macht und ihnen neue Kraft gibt. Es gibt auch depressive Phasen, in denen die Lebensgeister zu ersticken drohen. In der dunklen Stimmung können diese

Menschen mit der ihnen eigenen Sensibilität an kleinen Lichtflecken erkennen, was doch noch möglich ist.

Professionelle Helfer sollten bei chronisch Kranken vor allem deren Ressourcen entdecken und stärken. Trauriges Dauerbemitleiden wirkt einengend. Beispiele wie die folgenden können ermutigen, und zwar nicht nur wegen der beschriebenen Hochphasen, sondern wegen der Anerkennung, dass zeitweilige depressive Zustände bei chronischer Krankheit als normal gelten und dass sie überwunden werden können. Danach stellt sich mitunter ein starkes Gefühl der Dankbarkeit ein für das, was noch möglich ist. Dieses Gefühl der Dankbarkeit, am Leben teilhaben zu dürfen, können wahrscheinlich nur wenige Gesunde nachempfinden. Wenn es jedoch in einem Menschen lebendig wird, kann es sich auch auf professionelle Helfer, Angehörige und Freunde übertragen.

Diabetes ist im Kontext chronischer Erkrankungen ein relativ leichtes Päckchen

»An den Telefonanruf meiner Hausärztin Anfang Januar 2008 und die Mitteilung, dass ich Diabetes Typ 1 habe, kann ich mich noch genau erinnern. Ich war eigentlich weder überrascht noch geschockt. Vielmehr war ich erleichtert, dass es einen Grund für meinen körperlichen Abbau, meinen erheblichen Durst nach süßen Getränken und meine Müdigkeit gab. Natürlich war ich aufgeregt und wusste nicht, was die Diagnose bedeuten würde. Aber ich hatte das enorme Glück, von einem Arzt und einem Diabetologen-Team betreut und behandelt zu werden, die mich von Anfang an, insbesondere hinsichtlich meiner sportlichen Interessen und Wünsche unterstützten.

Es gibt zwei Sätze meines Arztes, die ich nicht vergessen werde:

1. ›Sie dürfen alles trinken, essen und machen, Diabetes hindert sie an nichts.‹
2. ›Jeder hat sein Päckchen im Leben zu tragen. Diabetes ist ein relativ leichtes Päckchen.‹

Ein solcher positiver Umgang mit Diabetes hat mir Selbstvertrauen gegeben, sodass ich nach kürzester Zeit wieder meine sportlichen Aktivitäten aufnahm« (Schuster 2010).

Leben ist Bewegung, Bewegung ist Leben (körperliche Behinderungen)

Leben ist Bewegung von Anfang an. Ein herausforderndes Bewegungsbedürfnis habe ich bei vielen Menschen mit chronischer Krankheit oder Behinderung gesehen. Das Spektrum reicht von den Olympischen Spielen der Behinderten, den sogenannten Paralympics, über Trekkingtouren bei metastasierendem Brustkrebs bis zu »Mit dem Rollstuhl durch Perus Anden«. Auf dem T-Shirt eines Honolulu-Marathonläufers konnte man lesen: »4 verschlossene Herzkranzgefäße«. Ein Plakat zeigte einen Mann, der nach drei Schlaganfällen im Begriff war, durch ganz Amerika zu laufen. Als ich 1968 die erste ambulante Herzsportgruppe im Deutschen Sportbund in Heidelberg gründete, wurde bald deutlich, dass die körperliche Aktivität ganz wesentlich auch eine Übung in psychischem Wohlbefinden ist.

Körperliche Aktivität kann einem Leben mit chronischer Krankheit Sinn und Freude schenken. Mentale Aktivität kann es auch, wie das folgende Beispiel des Philosophen

Karl Jaspers zeigt. Das Sprichwort und einen kurzen Abriss des Krankheitsverlaufs erzähle ich gern Menschen, die mit ihrer chronischen Krankheit hadern. Anschließend gebe ich ihnen manchmal eine Kopie dieses Textes.

Man muss krank sein, um alt zu werden: Karl Jaspers

Der Heidelberger (später Baseler) Arzt und Philosoph Karl Jaspers (1883–1969) schreibt in seinen Lebenserinnerungen (Jaspers 1984): »Von Kindheit an war ich organisch krank (Bronchiektasen und sekundäre Herzinsuffizienz). Auf der Jagd saß ich manchmal, aus der Schwäche des Körpers versagend, bitterlich weinend irgendwo in der Verborgenheit des Waldes.«

Jaspers hatte bei dem berühmten Pathologen Rudolf Virchow gelesen, dass Kranke mit Bronchiektasen in ihren Dreißigerjahren »an allgemeiner Vereiterung zugrunde« gehen.

Für Jaspers galt es, sein Leben auf die Krankheit einzurichten, aber »die Krankheit durfte nicht Lebensinhalt werden. Die Aufgabe war, sie fast ohne Bewusstsein richtig zu behandeln und zu arbeiten, als ob sie nicht da sei. Alles musste nach ihr gerichtet werden, ohne an sie zu verfallen. Immer wieder machte ich Fehler«. Er fand es »erstaunlich, welche Liebe zur Gesundheit sich in einem Krankheitszustand entwickelt ...«. So wurde »die darin verbleibende Gesundheit um so bewusster, beglückender, vielleicht gesünder als eine normale Gesundheit.« Doch dann wurde er von »Einsamkeit« heimgesucht. »Häufig kam die leise Schwermut. Dann dachte ich, dass bald alles zu Ende sein werde. Häufiger beschwingte mich eine wunderbare Hoffnung auf das, was doch noch möglich sein könnte.« Jaspers wurde 86 Jahre alt. Anlässlich seines 80. Geburtstags fragte ihn eine Journalistin augenzwinkernd, er habe doch versprochen, mit 35 zu sterben. Der Philosoph antwortete mit dem chinesischen Sprichwort. »Man muss krank sein, um alt zu werden.«

Jammern hilft *auch* nicht

»Herr Professor Köhler, wie schaffen Sie es trotz ihrer schweren Behinderung, so viel Humor, Berliner Humor, auszustrahlen?«, fragte meine Frau. Er antwortete: »Jammern hilft nicht.« Diese Antwort wählte ich später für ein Seminar mit dem Titel »Lebensmeisterung bei Schmerzen und Behinderung«. Ich bat den 60-jährigen Prof. Köhler, der seit vielen Jahren an einer Nervenlähmung im Rückenmark litt, mir für das Seminar seine Erfahrungen zu schildern.

Er schrieb: »... es ist sicher in meinem Sinne hinsichtlich meiner Maxime ›Medizin ist für den Menschen da ...‹ Ich danke dir, dass du mich einbeziehen willst. In meiner Maxime hast du das ›*auch*‹ unterschlagen. Du musst es laut aussprechen, dann merkst du, was ich meine, mit der Betonung auf dem ›auch‹: Jammern hilft *auch* nicht. Ich habe einmal mit 16 ein Märchen gelesen, die Quintessenz dieses Märchen ist immer noch mein Lebensmotto. *Hier das Märchen:*

Der Großwesir und die Weisheit der ganzen Menschheit

Ein Großwesir holte seine Weisen zusammen und bat sie um die Errichtung einer Bibliothek, in der das gesamte Wissen und die Weisheit der Menschen zusammengetragen wird. Nach fünf Jahren präsentierten die stolzen Weisen dem Großwesir die Bibliothek. Diesem war dann aber eine Bibliothek dieses Ausmaßes viel zu groß, er konnte sie nicht für sich verwenden. Er bat die Weisen, den Inhalt der Bibliothek zusammenzufassen. Diesmal dauerte es zehn Jahre, und dann präsentierten die Weisen dem Großwesir das Buch. Natürlich war es dem Großwesir immer noch zu unhandlich, und er bat die Weisen, den

Inhalt des Buches, die gesamte Weisheit der Menschheit in einem Satz zusammenzufassen. Nach weiteren diesmal sogar 15 Jahren brachten sie das Ergebnis dem Großwesir – eingraviert in einer golden Platte: »*Auch* das geht vorüber.« *Auch* ist offensichtlich ein ganz wichtiges Wort.

Professor Köhler fährt fort: »Jetzt zu meinem Beitrag. Ich weiß nicht so recht, was und wie ich es schreiben soll. Dass meine Mutter Rotzblasen heulte, als sie mich zum ersten Mal sah, dass sie mich nicht haben wollte und nicht liebte, dass sie mich ›versorgte‹, bis ich bei Kriegsende mit 10 Jahren ziemlich selbstständig wurde und zum Teil meine Eltern am Leben erhielt (z. B. durch das Heranschaffen von Brennmaterial), kann da sicher nicht hinein, ist aber doch für meine Entwicklung ganz wesentlich. Dass ich mich in den Jahren bis zur Oberschule massiv gegen die Hänselei und Diskriminierung wegen meines fehlenden Ohres zur Wehr setzen musste – es war das ›dritte Reich‹, und damals war ein behindertes ein unwertes Leben –, hat ebenfalls zu meiner Einstellung der digitalen[1] Lebensmeisterung stark beigetragen: Man bedenke die Alternative: *entweder – oder*. Beim einzigen Mal, wo ich das ›*Oder*‹ wählte, hat mich mein Freund in buchstäblich letzter Sekunde gerettet.[2] Dieser Freund ist 1964 dann als Starfighterpilot Nummer 54 abgestürzt. Ich lebe immer noch – ziemlich widersinnig. Nach 43 Jahren ständiger Schmerzen mit wechselnder Amplitude und vielen Therapieversuchen in allen Formen habe ich Anfang 2004 beschlossen: Jetzt ist Schluss damit. Ich habe meinen beiden behandelnden Schmerztherapeu-

1 Hiermit ist gemeint, dass er kompromisslos nur eine Entweder-oder-Haltung gelten lässt, wobei das Oder in dem hier beschriebenen Kontext bedeuten kann: aufgeben, Ende, Selbstmord.
2 In späteren Jahren unternahm Prof. Köhler einen Suizidversuch, raste mit dem Auto bewusst gegen einen Brückenpfeiler. Am Telefon sagte er mir Wochen später: »Das Oder ist eben nicht mein Ding.« Er hatte den Aufprall ohne schwere Verletzungen überstanden, das Auto war schrottreif.

ten einen Brief geschrieben und ihnen gesagt, dass ich es satt hätte, mich zum Sklaven meines Körpers zu machen. Ich habe das Aufzeichnen meiner Statistik (zweistündig dokumentierte Schmerzwerte seit 1990) aufgegeben und kümmere mich nicht mehr um meine Schmerzen. Abends brauche ich eben meinen Cognac (Carlos Primiero), um die Spitzen zu kappen, und wenn es ganz schlimm ist, sage ich eben schnell mal laut Scheiße.«

Prof. Köhler litt schon in seinen jungen Assistentenjahren an zunehmenden Gehbeschwerden und Schmerzen aufgrund einer fortschreitenden Nervenlähmung im unteren Rückenmark. Trotz dieser Behinderung war er Rettungsschwimmer und sogar Ausbilder in der DLRG (Deutsche Lebensrettungsgesellschaft) geworden. Als er nach seinem 50. Lebensjahr an den Rollstuhl gefesselt war, nahm er an Langstreckenwettbewerben teil. Beim Berliner Marathon fragte ihn am Start ein 20-jähriger Rollstuhlfahrer nach dem Alter. Auf die Auskunft »60« antwortete der junge Rollstuhlsportler: »Alter schützt vor Torheit nicht.«

Das Beispiel von Prof. Köhler zeigt, dass auch Menschen, die unter traumatisierenden Lebensbedingungen heranwachsen, ein in vielen Abschnitten erfülltes Leben meistern können. Ich habe wenig Verständnis dafür, wenn eine Schmerztherapeutin ihren mangelnden Behandlungserfolg mir gegenüber mit abwertenden Bemerkungen über den »Frühgeschädigten« begründet. Die ärztliche oder psychologische Kommunikation mit einer so differenzierten und auch starken Persönlichkeit wie Prof. Köhler kann sich im therapeutischen Kontext wenig auf bekannte Therapiemethoden stützen. Therapeutisch wirkt in der Kommunikation die Unterstützung auf angenehmen Lebensfeldern wie dem

Sport. Am wichtigsten ist es, dass die Gewissheit vermittelt wird, immer ein Ansprechpartner auf Augenhöhe zu sein. Auch dieses Beispiel drucke ich manchmal aus und gebe es vor allem körperlich Behinderten mit.

Menschen mit chronischen Schmerzen und Behinderungen können aus den unterschiedlichen Formen der Lebensgestaltung von Claus Köhler und Karl Jaspers Anregungen und Mut gewinnen, die eigenen eingeschränkten Lebensmöglichkeiten zu erweitern. Manchmal geschieht es dann, dass sich das Leben glücklich anfühlt, meist nur für einen Augenblick. Glück ist scheu, aber wenn man ihm ein schönes Gästezimmer bereitet, wird es lieber zu Besuch kommen.

Unsicherheit bei einer bedrohlichen Krankheit

Wenn bei einer bedrohlichen Erkrankung Unsicherheit besteht, gilt die Maxime: Alles Sichere benennen, den Begriff *Sicherheit* wiederholt aussprechen.

Auf Sicherheit bauen

Ein 28-jähriger Mann leidet an einem Aneurysma (Aussackung an einem Blutgefäß im Gehirn, das häufig angeboren ist und dazu neigt zu rupturieren, also zu »platzen«, doch in den Ohren des Patienten klingt dieser Begriff sehr bedrohlich). Der Patient kann durch eine Einblutung ins Gehirn einen Schlaganfall erleiden oder sterben. Um diese gefährdeten Patienten nicht zusätzlich zu belasten, sind die Negativworte *platzen* und *reißen* absolut zu meiden, ebenso wie der Begriff »Zeitbombe«. Natürlich muss der Patient die Ernsthaftigkeit der Lage kennen.

Man fragt: »Sie kennen die Diagnose Aneurysma an der Hirnarterie? Welche Überlegungen gehen Ihnen dabei durch den Kopf?« Wenn der Patient die Einschätzung kennt, kann der behandelnde Arzt die Gefahr bestätigen und gleichzeitig das belastende Gefühl abmildern: »Ja, weil wir auch die mögliche Gefahr einkalkulieren, haben wir jetzt schon besondere *Sicherheits*maßnahmen getroffen. Wir behalten Sie stationär, da sind wir *sicher*, dass immer sofort die notwendige *Hilfe* zur Verfügung steht. Wir beobachten Sie jetzt ein paar Tage, das erhöht die *Sicher*heit für das weitere Vorgehen. Für Donnerstag haben wir eine Spezialuntersuchung angesetzt. Da können wir den Befund *sicher* beurteilen. Wenn wir Ihnen dann zu einer Operation raten, wird Herr Dr. ... diese durchführen. Er hat auf diesem Gebiet besondere Erfahrung. Er ist immer ganz besonders auf *Sicher*heit bedacht. Wollen sie einmal mit einem Patienten sprechen, der von Herrn Dr. ... operiert wurde?«

Oldtimer laufen ewig

Patienten möchten gern bestätigt bekommen, dass alles nicht so schlimm ist – wenn schon die vollständige Gesundheit nicht mehr erreicht werden kann. Doch die Beschönigung eines krankhaften Befundes wiegt den Patienten in falscher Sicherheit. Möglicherweise befolgt er dann gesundheitlich notwendige Veränderungen der Lebensweise nicht. Der Arzt muss also zwei aufeinander abgestimmte Aussagen treffen. Er muss erstens den objektiven Krankheitsbefund in verständlichen Formulierungen mitteilen und dem Patienten erklären, was das für seinen Alltag zu bedeuten hat. Der Arzt muss zweitens mit freudiger Überzeugung zu den neuen Möglichkeiten hinführen, die sich dem Patienten eröffnen, wenn er lernt, mit seiner chronischen Krankheit souverän umzugehen.

Bei Patienten mit bleibenden Einschränkungen – z. B. verminderte Herzleistung nach einem Herzinfarkt – hat sich folgendes Bild bewährt: »Die Motorleistung Ihres Herzens ist nicht mehr hundertprozentig. Sie merken das, wenn Sie sich sehr anstrengen, wie beim schnellen Treppensteigen, und die Luft knapp wird. Gewaltsame Anstrengungen schaden. Vielleicht kann man Ihr Herz mit einem Oldtimer vergleichen – Oldtimer sind bestaunenswerte Gefährte, die ewig laufen. Die fahren ja sogar Rallyes. *Oldtimer werden liebevoll gepflegt*. Das muss man mal erlebt haben, was es für einen Spaß macht, mit einem Oldtimer zu fahren.« Ein anderes Sprichwort heißt: »Karren, die knarren, halten lang.«

Dem chronischen Leiden einen Namen geben

Nepomuk juck nicht mehr

Ein 38-jähriger Mann war wegen Hodenkrebs sowohl operiert wie auch bestrahlt wurden. Noch Jahre später litt er unter wechselnd starkem Juckreiz im Genitalbereich als Folge der Bestrahlung. Verschiedene Therapieversuche brachten keine Linderung. Der Patient sagte häufig: »Der Juckreiz überfällt mich, zwingt mich, macht mich noch verrückt.« Der Patient sprach von seinem Juckreiz wie von einer Person. Das brachte mich auf die Idee, die Person zu verändern, zumindest ihren Namen: »Können Sie dem Juckreiz einen Namen geben wie einem Menschen?« Der Patient lächelte mich ungläubig an und sagte: »Juck, das klingt wie Nepomuk. Ich nenne ihn Nepomuk.« Jahre später traf ich den Patienten zufällig bei einer Radtour. Er kam gleich auf mich zu und prustete vor Lachen: »Nepomuk. Nepomuk ist noch da, aber ich rede immer mit ihm. Wir machen unsere Witze.«

Namensgebung kann manchmal das Auskommen erleichtern, wenn ein Zustand nicht zu ändern ist. Namen haben eine Bedeutung über die dokumentierte Festlegung hinaus. Siehe in der Bibel: »Ich habe dich bei deinem Namen gerufen. Du bist mein.«

Aus dem Märchen haben wir gelernt, dass der Gnom nur so lange geschützt ist, wie man seinen Namen nicht kennt: »Ach wie gut, dass niemand weiß, dass ich Rumpelstilzchen heiß.«

»Freundchen«

Eine Lehrerin schrieb mir: »Ich spreche mit meinem Tinnitus auch immer, nenne ihn ›Freundchen‹. Und wenn er zu laut wird, sag ich ihm: ›Freundchen, wenn du nicht parierst, kommst du ins goldene Schatzkästchen. Dort kannst du schmoren, bist du verschimmelst.‹ Diese Ironie schafft Distanz zum Dauerton und zu meinem Selbstmitleid! Sie lässt mich den Ton vergessen.«

Schlussbetrachtungen

Hoffnung und Sicherheit

Hoffnung ist das Lebensprinzip kranker Menschen. Dieses Buch führt an Beispielen der Medizin, der Psychologie und auch des täglichen Lebens aus, wie man Hoffnung erhalten kann – auch jenes Fünkchen Hoffnung in aussichtslos erscheinenden Situationen. Es geht nicht um die Erweckung unrealistischer falscher Hoffnungen, auch nicht um die Verschleierung von Gefahr. Im Routinebetrieb kommen jedoch häufig unbedachte Äußerungen vor, die Hoffnung zerstören oder zumindest unnötigerweise trüben können – wie die gut gemeinte Aussage des Hausarztes: »Hoffen wir, dass nichts Böses nachkommt.« Den therapeutischen Fachkräften ist meist nicht bewusst, was sie mit ihren Äußerungen anrichten. Viele derartiger Äußerungen sind dumm, denn es sollte eigentlich eine Selbstverständlichkeit sein, dass man hofft, es möge nichts Böses nachkommen. Doch in dieser auf den ersten Blick harmlos erscheinenden Äußerung steckt fast immer eine Drohung, dass nämlich etwas Böses geschehen könnte – wenn man zum Beispiel die Anordnungen nicht brav befolgen werde. Sicher, Ärzte sind da in einem besonderen Dilemma. Wie ich es gelernt habe und wie ich es an meine Studenten weitergebe, gilt jeder ungeklärte Befund zunächst als verdächtig, bis durch sorgfältige Untersuchungen Schlimmes ausgeschlossen worden ist. Der Arzt muss also alle Gefahr bringenden differenzialdiagnostischen Möglichkeiten prüfen. Doch diese diagnostischen

Prüfungen werden dem Patienten allzu oft verfrüht mit Betonung auf das Gefahrenmoment – Metastasen? – mitgeteilt, sodass sich der Betroffene in seiner Fantasie dann ein Schreckensszenario ausmalt. Erst wenn das feingewebliche Untersuchungsergebnis vorliege, wisse man, ob sich schon Metastasen gebildet hätten und man eine Chemotherapie anschließen müsse. Ja, die Oberärztin im Buchbeispiel »Na, dann gute Nacht« (S. 54) hat, rein *fachlich* und *wissenschaftlich gesehen,* recht. Es ist richtig, dass erst die mikroskopische Untersuchung des Gewebes das entscheidende Ergebnis für oder gegen die Notwendigkeit einer Chemotherapie liefert. Aber die Unsicherheit des diagnostischen Schwebezustands muss nicht als drohende Gefahr dargestellt werden – zumal, wenn wie im zitierten Beispiel aufgrund der Vorbefunde und des Operationsergebnisses alles gegen eine drohende Gefahr sprach. Man muss sich Zeit lassen, damit die »Hitze« der diagnostischen Unsicherheit abkühlt. Diese Wartephase auf die diagnostischen Endergebnisse verunsichert den Patienten ohnehin. Wenn dann auch noch die betreuenden Fachkräfte mutlos, müde und missmutig wirken, fühlt sich der Patient verlassen und aufgegeben. Die Hoffnung sinkt. Dabei ist es gar nicht so schwer, Sicherheit zu vermitteln. Man muss sie »nur« beim Namen nennen, zum Beispiel: »Wir machen noch ein paar Untersuchungen, um ihnen zusätzliche *Sicherheit* für eine *gute Zukunft* zu geben.«

Erster Schritt: Daran denken, nicht unbedacht Angst zu verbreiten

Das Buch ist auf das Ziel ausgerichtet, wie Sicherheit und Hoffnung – auch in kritischen Situationen – vermitteln werden können. Auf dem Weg zu diesem Ziel ist es ein erster wesentlicher Schritt, *keine* Angst zu verbreiten. Eigentlich will auch niemand Angst verbreiten. Es geschieht aber in der Regel unbeabsichtigt und ohne dass wir es merken. Dafür merkt es der Patient umso stärker, denn er befindet sich in einem veränderten Wahrnehmungszustand. Behandelnde müssen also die selbstkritische Aufmerksamkeit schärfen, sie müssen daran denken, was sie durch unbedachte Äußerungen anrichten können.

Höflichkeit und Lebensfreude ausstrahlen

Ein weiterer Schritt zum Ziel Sicherheit und Hoffnung ist die *Ausstrahlung von Lebensfreude*. Damit mag sich mancher schwertun, aber jeder kann die einfachen Formen lernen. Die Grundform ist die Höflichkeit, wie man sie zum Beispiel in einem gut geführten Hotel mit familiärer Atmosphäre wohltuend erfährt. Durch Übung – wenn nicht durch Talent – kann Höflichkeit zu einer Art zweiten Natur werden. Im folgenden Beispiel kamen wahrscheinlich Talent und Übung zusammen:

Meine Mutter musste nach einem Verkehrsunfall mehrere Wochen im Krankenhaus behandelt werden. Ich lernte damals fürs Abitur. Wenn ich meine Mutter besuchte, war sie immer guter Stimmung, obwohl die Genesung mehrere

Rückschritte mit sich brachte. Der Grund für ihre immer hoffnungsvolle und heitere Stimmung war der Oberarzt. Sie erzählte mir: »Wir (die vier Frauen im Krankenzimmer) warten immer gespannt auf Montagmorgen. Wenn dann der Oberarzt die Tür weit aufmacht und ins Zimmer schreitet und mit so viel Freude ›Guten Morgen, die Damen!‹ ruft und dann zu jeder Einzelnen von uns kommt, da geht einem das Herz auf. Davon zehren wir die ganze Woche.«

Um Lebensmut und Lebensfreude zu vermitteln, bedarf es keiner großen Worte. Ich habe später bei diesem Arzt Praktikum absolviert. Seine humorvollen, manchmal auch neckenden Bemerkungen, während er operierte, waren niemals verletzend, immer mit Fingerspitzengefühl. Dieser Arzt ist bis heute mein Vorbild dafür geblieben, wie ich in freudiger Grundstimmung ein Krankenzimmer betrete oder wie ich mit Patienten ersten Kontakt aufnehme. Die Medizin muss nicht immer so ernst sein – und auch keineswegs freudlos.

Körperliche Aktivität

Eine weitere Möglichkeit, Lebendigkeit und Lebensfreude entstehen zu lassen, ist körperliche Aktivität. So gründete ich mit Herzinfarktpatienten 1968 den ersten ambulanten Herzklub im Deutschen Sportbund. In jenen Jahren wurde Herzkranken noch strenge körperliche Schonung verordnet. Wir nannten den Verein *Ludensclub*, einen Klub von Spielenden. Dass der Mensch frei wird, wenn er sich bewegt und spielt, bestätigte ein Klubmitglied mit den Worten »Seit ich wieder auf dem Sportplatz herumrenne, brauche ich nicht mehr einen so heißen Stuhl« (gemeint war der Umtausch seines

PS-stark getunten Autos in ein Serienfahrzeug mit Automatikgetriebe). Im Buch wird an mehreren Stellen das positive Gefühl von körperlicher Bewegung angeregt, zum Beispiel im Abschnitt »Oldtimer laufen ewig« (S. 79), »Leben ist Bewegung, Bewegung ist Leben« (S. 74) und »Du schaffst das!« (S. 38). Bei Menschen, die wegen einer Erkrankung körperlich eingeschränkt sind, keimt Hoffnung auf, wenn sie durch innere Bilder eine Bewegungsanmutung spüren können.

Salutogenese und Ressourcenorientierung

Das Buch verfolgt die Absicht, trotz Krankheit so viel Gesundsein wie möglich leben zu können. Naturwissenschaftlich gesehen hat man es hierbei mit weichen Daten zu tun. Doch es gibt Hinweise darauf, dass auf Gesunderhaltung und auf Gesundwerden ausgerichtete Umweltbedingungen die harten wissenschaftlichen Kriterien Mortalität und Morbidität senken können. Das unterstützt eine Betrachtungsweise, die wir seit Antonovski (1984) *Salutogenese* nennen. War bis spät in die 1970er Jahre pathogenetisches Denken vorherrschend, so werden zunehmend salutogenetische Gesichtspunkte berücksichtigt.

Die Abbildung fasst den gegenwärtigen Wissensstand und die darauf aufbauenden Erkenntnisse zusammen. Obwohl Salutogenese aufgrund der Datenlage nicht allgemein als gesicherte Wissenschaftsdisziplin anerkannt wird, ist sie als Programm oder programmatische Entscheidung zu unterstützen, weil nicht wie bei der Pathogenese die objektive Krank*heit* allein das therapeutische Vorgehen bestimmt, sondern auch das subjektive Krank*sein* die Therapiegestal-

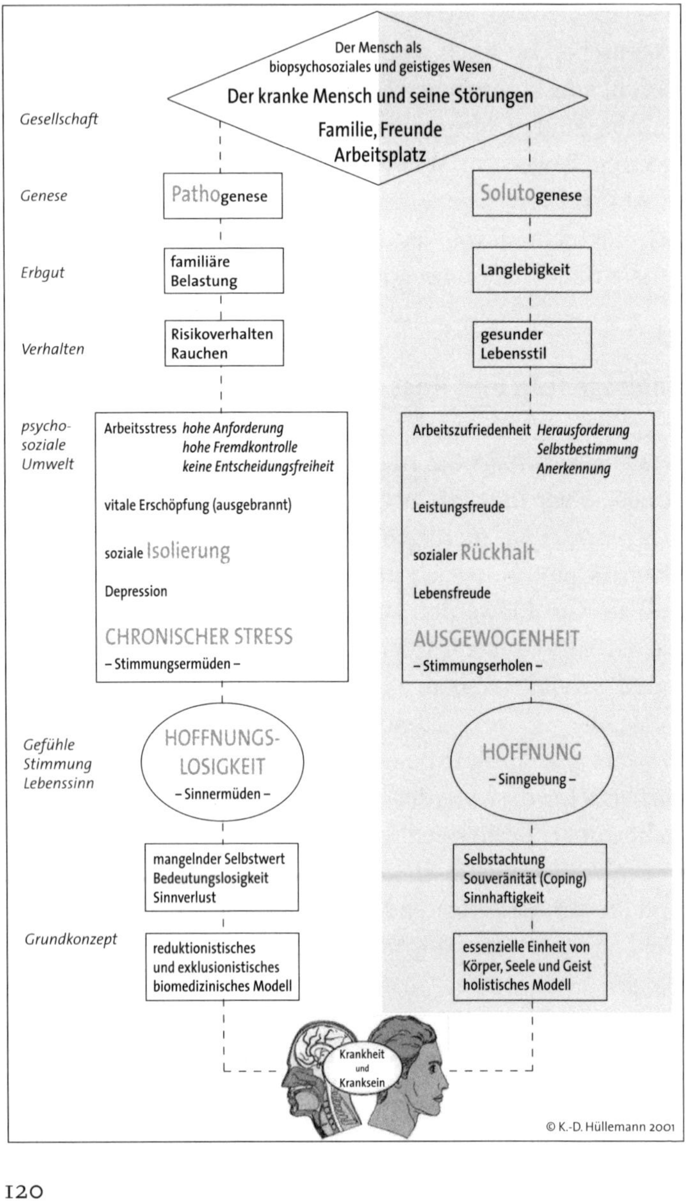
Der Mensch als
biopsychosoziales und geistiges Wesen
Der kranke Mensch und seine Störungen
Familie, Freunde
Arbeitsplatz
Gesellschaft
Genese
Pathogenese
Salutogenese
Erbgut
familiäre Belastung
Langlebigkeit
Verhalten
Risikoverhalten Rauchen
gesunder Lebensstil
psycho-soziale Umwelt
Arbeitsstress hohe Anforderung hohe Fremdkontrolle keine Entscheidungsfreiheit
vitale Erschöpfung (ausgebrannt)
soziale Isolierung
Depression
CHRONISCHER STRESS
– Stimmungsermüden –
Arbeitszufriedenheit Herausforderung Selbstbestimmung Anerkennung
Leistungsfreude
sozialer Rückhalt
Lebensfreude
AUSGEWOGENHEIT
– Stimmungserholen –
Gefühle Stimmung Lebenssinn
HOFFNUNGS-LOSIGKEIT
– Sinnermüden –
HOFFNUNG
– Sinngebung –
mangelnder Selbstwert Bedeutungslosigkeit Sinnverlust
Selbstachtung Souveränität (Coping) Sinnhaftigkeit
Grundkonzept
reduktionistisches und exklusionistisches biomedizinisches Modell
essenzielle Einheit von Körper, Seele und Geist holistisches Modell
Krankheit und Kranksein
© K.-D. Hüllemann 2001

tung steuert. Die Frage »Was hat der Patient und welche Therapie entspricht den Richtlinien?« wird ergänzt durch die Aufgabe »Wie muss ich mit dem Patienten sprechen und was tut ihm gut?«. Dies entspricht einem ressourcenorientierten Vorgehen.

Die Arbeit macht einfach mehr Spaß

»Das ist das lustigste Krankenhaus«, sagte der Tübinger Psychologieprofessor Dirk Revenstorf, als er mich einmal auf einer Visite begleitete. Er sah Patienten mit Krebs, Herzinfarkt und anderen schweren Krankheitsbildern. Ja, warum soll es in einem Krankenhaus nicht auch heiter zugehen? Das vorliegende Buch soll auch eine Gebrauchsanweisung sein für mehr Freude bei der Arbeit. Das erfordert keine unangenehme Mehrarbeit, sondern fördert die angenehme zwischenmenschliche Kommunikation.

Vielleicht lässt sich manch einer im sozialen Beruf von Skeptikern verunsichern, was es denn letztlich bringe, die Kommunikation so betont auf Sicherheit und Hoffnung zu orientieren. Ich antworte mit einem Zitat des Arztes und Philosophen Karl Jaspers (1958):

»Es gibt Skeptiker, die zu wissen meinen, dass nichts wahr ist. Sie halten sich für Realisten. Sie sind Pessimisten, die am Ende nur Unheil und Zufall sehen und alles, was darüber hinaus gedacht wird, für Utopie halten. Es gibt die These: Die Menschen sind nun einmal so, sie waren immer so, sie können nicht anders werden.

Diese entmutigenden Behauptungen sind unbeweisbar, aber auch unwiderlegbar. Es ist Sache des Entschlusses, nicht Sache der Verstandeserkenntnis, woraufhin man leben wolle.«

Nachtrag

Wenn Ihnen, liebe Leserin, lieber Leser, bei der Lektüre weitere Beispiele zum Thema dieses Buches eingefallen sind, schreiben Sie mir diese bitte. Ich denke daran, eine größere Sammlung von Lehrbeispielen zusammenzustellen. Dabei geht es nicht nur um Schilderungen von unglücklich verlaufener Kommunikation, sondern auch um Erfahrungen mit glücklichen Abläufen – wir können aus beidem lernen.

Ich bitte deshalb Ärzte, Psychologen, Pflegekräfte, Physiotherapeuten und andere helfende Fachkräfte sowie pflegende Angehörige, Laienhelfer und vor allem betroffene kranke Menschen selbst, mit ihren Erfahrungen zu humaneren und Hoffnung gebenden Bedingungen für kranke Menschen beizutragen.

Schicken Sie Ihren Beitrag an:
Prof. Dr. Klaus-D. Hüllemann
Quellstr. 16
83346 Bergen
E-Mail: klaus-d@huellemann.net

Vielen Dank!
Klaus Hüllemann

Literatur

Bartens, W. (2010): Die Trauer und der Tod. Gram, Verbitterung und der Verlust eines nahen Menschen können krank machen und sogar tödlich sein. *Süddeutsche Zeitung*, Wissen 20.08. 2010.

Bastian, H.-J. (1994): Neuronale Grundlagen der verbalen Kommunikation. In: K. F. Wessel u. F. Naumann (Hrsg.): Kommunikation und Humanontogenese. Bielefeld (Kleine), S. 116–123.

Brecht, B. (1949): Kalendergeschichten, Weise am Weisen ist die Haltung, 161. Berlin (Weiß).

Farrelly, F. (2008): Provokative Therapie. Berlin Heidelberg (Springer).

Häuser, W., E. Hansen u. P. Enck (2012): Nocebophänomene in der Medizin, Bedeutung im klinischen Alltag. *Deutsches Ärzteblatt* 109, 459–465.

Hüllemann, K.-D. (1994): Kommunikationsvariablen im Krankenhaus – eine 17-jährige Erfahrung mit positiver Entwicklung. In K. F. Wessel u. F. Naumann (Hrsg.): Kommunikation und Humanontogenese. Bielefeld (Kleine), S. 348–359.

Hüllemann, K.-D. (1995): Schuldfähigkeit als kreatives Potenzial für Gesundheit. In: W. Ebert (Hrsg.): Evolution, Kreativität, Bildung. Trostberg (Ertl), S. 77–102.

Hüllemann, K.-D. (2011): Der Teil und das Ganze – Hypnosystemik in der Medizin. Oder: Die Organisation von Gesundheit. In: W. A. Leeb, B. Trenkle, M. F. Weckenmann (Hrsg.): Der Realitätskellner. Heidelberg (Carl-Auer), S. 112–127.

O'Connell, L. A. a. H. Hofmann (2012): Evolution of a Vertebrate Social Decision-Making Network. *Science* 336: 1154–1157.

Jaspers, K. (1984): Philosophische Autobiographie. München, Zürich (Piper), 2. Aufl.

Schuster, D. (2010): Südafrika-(Port Elizabeth)-Ironman April 2009. Diabetes und Sport Jahrbuch. Kirchheim (Arbeitsgemeinschaft der DDG), S. 10–11.

Varga, K. (2011): Possibilities of Suggestive Communication. In: K. Varga (ed.): Beyond the Words. Communication and Suggestions in Medical Practice. New York (Nova Science), p. 3–16.

Watzlawick, P., J. H. Beavin u. D. D. Jackson (1969): Menschliche Kommunikation. Bern, Stuttgart, Wien (Huber).

Williams, L. E. a. J. A. Bargh (2008): Experiencing Physical Warmth Promotes Interpersonal Warmth. *Science* 322: 606–607.

Über den Autor

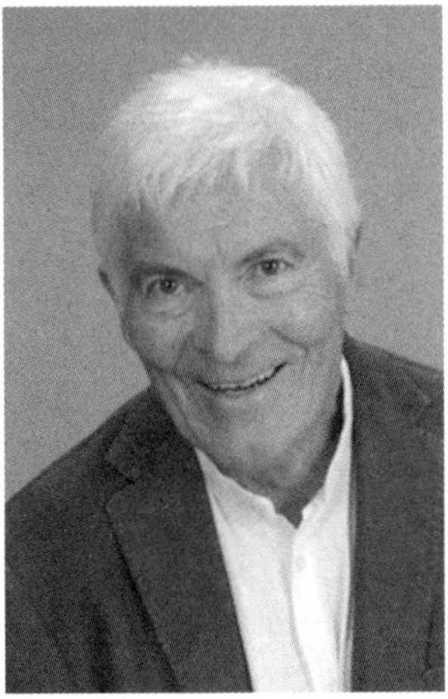

Klaus-D. Hüllemann, Prof. Dr. med., Facharzt für Innere Medizin, Facharzt für Psychosomatische Medizin und Psychotherapie; Sozialmedizin, Sportmedizin, Rehabilitationswesen. Zunächst Professor am Universitätsklinikum Heidelberg, später an der Medizinischen Fakultät der Universität München. 1977–2004 Ärztlicher Direktor der Klinik St. Irmingard Prien/Chiemsee; heute Privatpraxis in München und Bergen. Vorstandsvorsitzender des Deutschen Netzes Gesundheitsfördernder Krankenhäuser und Gesundheitseinrichtungen (DNGfK), initiiert von der WHO, g.e.V., Berlin; Wissenschaftlicher Beirat der Milton Erickson Gesellschaft; Kuratoriumsmitglied der University of Applied Sciences Hamburg; Autor mehrerer Fachbücher, z. T. mit fremdsprachlichen Übersetzungen, sowie von über 300 Beiträgen im internationalen Fachschrifttum.